A DISLEXIA EM QUESTÃO

Dados Internacionais de Catalogação na Publicação (CIP)
(Câmara Brasileira do Livro, SP, Brasil)

Massi, Giselle
A dislexia em questão / Giselle Massi. —
São Paulo: Plexus Editora, 2007.

Bibliografia.
ISBN 978-85-85689-81-0

1. Dislexia 2. Distúrbios de aprendizagem I. Título.

07-3508 CDD-371.9144

Índices para catálogo sistemático:

1. Dislexia: Educação especial 371.9144
2. Dislexia de evolução: Educação especial 371.9144

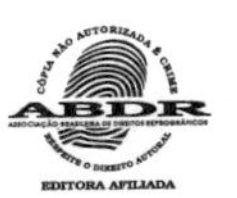

GISELLE MASSI

A DISLEXIA EM QUESTÃO

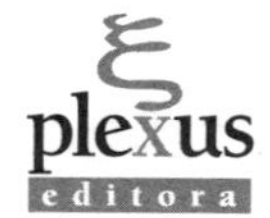

Editora executiva: **Soraia Bini Cury**
Assistentes editoriais: **Bibiana Leme e Martha Lopes**
Capa: **Antonio Kehl**
Projeto gráfico: **Raquel Coelho/Casa de Idéias**
Diagramação: **Bráulio Nogueira/Casa de Idéias**

Plexus Editora
Departamento editorial:
Rua Itapicuru, 613 – 7º andar
05006-000 – São Paulo – SP
Fone: (11) 3872-3322
Fax: (11) 3872-7476
http://www.plexus.com.br
e-mail: plexus@plexus.com.br

Atendimento ao consumidor:
Summus Editorial
Fone: (11) 3865-9890

Vendas por atacado:
Fone: (11) 3873-8638
Fax: (11) 3873-7085
e-mail: vendas@summus.com.br

Impresso no Brasil

Ao Massi, meu marido, pela convivência de paciência,
pela cumplicidade e, principalmente, pelos firmes
incentivos para a concretização
de meus projetos de vida.

Aos meus filhos, Diclei e Rodrigo, pelas constantes
possibilidades de reflexões e reelaborações.
Ser mãe de cada um, com suas características
e peculiaridades, é revigorante.

À minha mãe, Sheila (*in memoriam)*, por ter
me ensinado que enfrentar vale a pena.

Ao meu avô Biné (*in memoriam*), pelo exemplo
de vida bem vivida.

Especialmente às crianças, sujeitos deste estudo, pela interação, pelo trabalho que encaminhou minha reflexão sobre a linguagem.

À Beti, pelos ouvidos atentos, pelas palavras amigas e, sobretudo, por me dar espaço para que eu simplesmente seja.

À Caroline, minha irmã, por mostrar-se pronta a ajudar.

Ao Jefferson, meu irmão, por sua existência em minha vida.

Aos meus tios, Suzete, Silmara, João Cláudio e Lula, pelo respeito e participação.

À Ana Paula, mais do que por discussões enriquecedoras, pela expressão de amizade.

À Lílian, pela amizade, cumplicidade e afeto.

À Ana Cristina e à Ana Santana, por compartilharem de meus projetos, propondo sugestões significativas e me incentivando.

À Maria Regina, por acreditar no meu trabalho.

À profa. dra. Reny Maria Gregolin, pelas discussões sobre este estudo.

Aos demais professores do curso de pós-graduação em Lingüística da UFPR, pelos ensinamentos.

À Íris, pelo espaço cedido.

À Kyrlian, à Alexandra e à Ana Ercília, pela disponibilidade em esclarecer os casos analisados.

À Luciana e à Solange, pelo constante auxílio.

Ao Bittencourt, pela ajuda com as figuras colocadas nesta pesquisa.

SUMÁRIO

PREFÁCIO

A dislexia é um fenômeno que tem centralizado atenções no contexto educacional e, nas últimas décadas, vem ganhando *status* como um dos distúrbios de aprendizagem que mais acomete crianças em idade escolar.

Como conseqüência da centralidade que ocupa nos debates educacionais, profissionais de diversas áreas esforçam-se em conceituá-la, defini-la, demarcar fundamentos teóricos para explicitá-la e, com isso, conferir cientificidade aos discursos que a veiculam.

Essa confluência de vozes sociais teceu fios discursivos em torno do objeto de estudo "dislexia", delimitando-o em uma área fortemente marcada por um olhar clínico-terapêutico, dando origem a definições e práticas que imprimem às produções singulares de crianças, em fase de apropriação da escrita, sintomas de uma enfermidade.

Neste livro, Giselle Massi toma a dislexia como algo mais que um mero tema passível de teorização. Vinculando-a com as relações sociais em que se constitui, apreende-a como objeto discursivo atravessado por visões de mundo, concepções de linguagem e de aprendizagem contraditórias entre si.

Aos leitores, é importante ressaltar que não se trata de uma abordagem clássica sobre o tema, uma vez que nessa perspectiva há uma tendência em se adotar definições patologizantes pautadas em explicações genéticas, neurológicas, metabólicas, o que, nas palavras da autora: "faz as análises do cotidiano escolar e do processo de apropriação do objeto escrito permanecerem restritas ao signo da patologização individual".

A ampla literatura disponível no mercado sobre o tema nos oferece uma paradoxal explicação sobre a natureza da dislexia. O conjunto de sintomas e práticas avaliativas que constitui seu corpo teórico, ao mesmo tempo em que nega à criança a autoria de seu dizer – manifestado em produções singulares –, convoca-a como a fonte de todos os males em que o distúrbio busca explicação.

Giselle Massi, em direção oposta, brinda-nos com um texto claro, objetivo, revestido de um rigor teórico indefectível, no qual desestabiliza os fundamentos que sustentam o discurso monológico da perspectiva organicista e cognitivista acerca da dislexia, que busca no indivíduo a fonte de todo o mal.

Ao promover um consistente diálogo da fonoaudiologia com a lingüística, sedimenta um sólido corpo teórico de fundo sócio-histórico, convocando as vozes de autores como Vygotsky e Bakhtin (e afiliados) para sustentar sua argumentação de que o processo de apropriação da escrita, como qualquer prática de linguagem, constitui-se em espaços de interlocução entre um *eu* sujeito-aprendiz e um *outro* sujeito-mediador, mergulhados em relações sociais concretas.

Utiliza, dessa forma, o núcleo do pensamento do Círculo de Bakhtin a respeito da linguagem não apenas como pano de fundo para a sustentação teórica de suas reflexões, mas, sobretudo, como princípio organizador de seu texto. De forma contundente, demonstra que, como qualquer objeto de estudo, a dislexia está imersa em guerras discursivas em que múltiplas vozes sociais pretendem estabilizar, sobre ela, sentidos unificadores e monolíticos.

A leitura de seu texto nos conduz a um exercício de desconstrução no qual conceitos e práticas hegemônicas, que conferem destaque à dislexia no cenário dos ditos distúrbios de leitura e escrita, investidos da autoridade discursiva da ciência médica, devem ser questionados, replicados e contestados.

Na contramão das principais obras e produções acadêmicas recorrentes na área, Giselle dialoga com as abordagens organicista, cognitivista e psicoafetiva, contestando a fragilidade de seu arcabouço teórico e deslocando a matriz discursiva que patologiza dados singulares das produções escritas de crianças, em fase de apropriação do sistema gráfico da língua, e os vincula ao terreno dos distúrbios.

Ao ampliar nosso olhar para os diferentes aspectos que permeiam esse percurso de apropriação, convoca as contribuições da lingüística para o debate, brindando-nos com práticas de intervenção fonoaudiológica que destacam o protagonismo das ações do sujeito-mediador na superação de hipóteses de apropriação do sujeito-aprendiz.

Sua réplica edifica-se filiada a uma concepção de linguagem que explicita que o que a constitui não é o sistema de normas e símbolos lingüísticos – o *minimum* abstrato da língua –, mas as forças ideológicas e concretas da vida real que veicula, em relação indissolúvel com os processos sociopolíticos e culturais, seu *maximum*[1].

Ou seja, a preocupação mais evidente de Giselle é a de fortalecer o vínculo da linguagem com a vida, tomando-a em sua complexidade e totalidade, imersa em interlocuções significativas ensopadas de conteúdo vivencial.

Em sua recusa a submeter-se aos modos de (in)definir a dislexia presentes nos livros e manuais ortodoxos, merece destaque a crítica voraz que lança sobre a concepção de linguagem monológica e descontextualizada que categoriza os ditos sintomas disléxicos. A autora esforça-se em demonstrar que a manifestação dessa "sintomatologia" está intimamente vinculada às relações entre oralidade e escrita, próprias da atividade do aprendiz, ao deparar com a arbitrariedade dos critérios que organizam o sistema gráfico da língua.

Essa compreensão das relações entre oralidade e escrita, bem como dos meandros presentes na vinculação de ambos os processos no percurso de apropriação trilhado pela criança, contribui para a fertilidade das práticas de intervenção que desenvolve com os alunos rotulados como "disléxicos".

Sua rica e minuciosa reflexão sinaliza para a necessária desmistificação da patologização dos "erros" da criança em seu processo de elaboração de hipóteses sobre a escrita. A denúncia da fragilidade teórica das práticas de medicalização que invadiram o contexto pedagógico, nas últimas décadas, fortalece a imprescindível ruptura com a histórica dependência hierárquica da educação em relação à saúde.

Para concluir, de forma magistral, Giselle ilustra a defesa de suas teses com relatos que humanizam as reflexões teóricas desenvolvidas e demonstram que as opções teóricas e

[1] BAKHTIN, Mikhail. *Questões de literatura e estética*. São Paulo: Hucitec,1988, p. 81.

metodológicas que fazemos fabricam realidades nas quais rótulos, diagnósticos e encaminhamentos equivocados podem alterar percursos de vida e trazer marcas perenes aos sujeitos que nelas inscrevem sua trajetória.

Sueli Fernandes
Doutora em Letras pelo Programa de Pós-Graduação
em Letras da Universidade Federal do Paraná.
Assessora técnico-pedagógica do Departamento de Educação
Especial da Secretaria do Estado de Educação do Paraná.
Pesquisadora e consultora na área de letramento para surdos,
com foco no ensino de português como segunda língua.

APRESENTAÇÃO

Em nossa prática fonoaudiológica, temos assistido a uma procura constante por avaliações e atendimentos a crianças que, por não seguirem o padrão proposto e esperado pela escola, são consideradas "portadoras" de distúrbio ou de dificuldade de aprendizagem da escrita. Escolas públicas e particulares, preocupadas com trocas, inversões e adições de letras e sílabas, levantam a suspeita de um problema no uso da escrita e encaminham a criança para acompanhamento clínico especializado, conduzido por médicos, psicólogos, fonoaudiólogos ou psicopedagogos. Quando esses profissionais ignoram os critérios lingüísticos que esclarecem o processo de apropriação da escrita, acabam por diagnosticar o aluno como disléxico ou portador de dificuldades relacionadas à linguagem escrita, confirmando a suspeita da escola.

De início, convém esclarecer que a dislexia tem sido tradicionalmente divulgada pela literatura nacional e internacional como um distúrbio de aprendizagem manifestado por um conjunto de alterações "patológicas" que se evidenciam na aprendizagem da escrita. Conforme Hout e Estienne (2001), desde a primeira descrição, elaborada em 1896 pelo médico inglês Pringle Morgan, até os dias atuais, a dislexia é objeto de estudos e publicações em diferentes áreas: neurologia, genética, oftalmologia, psicologia, ciências cognitivas, fonoaudiologia, educação, entre outras.

Além de ter gerado uma bibliografia abundante, o assunto tem motivado a criação de associações e centros de estudos e diagnósticos em vários países, só para citar alguns: The International Dyslexia Association, Davis Dyslexia Association International, Bright Solutions for Dyslexia, Dyslexia Research Institute, nos Estados Unidos; The British Dyslexia Association, na Inglaterra; Asociación para la Dislexia, na Espanha; Centro Interdisciplinario del Lenguaje y Aprendizaje, na Argentina; Associação Brasileira de Dislexia, no Brasil.

Tanto nesses centros como nas pesquisas e publicações sobre o tema, prevalece a noção de que a dislexia é um distúrbio do sujeito-aprendiz, ou seja, um problema que o acomete individualmente a partir de determinações naturais ou emocionais. Todavia, uma análise cuidadosa desse material bibliográfico nos revela multiplicidades de fontes etiológicas e arbitrariedades sintomatológicas e terminológicas, o que indica total imprecisão na caracterização e no diagnóstico da síndrome disléxica.

Do ponto de vista etiológico, a literatura apresenta diferentes e contraditórias hipóteses explicativas. Por isso, essa suposta síndrome tem sido tomada como uma patologia cujas causas não foram esclarecidas. Da mesma forma, as descrições sintomatológicas apresentam-se fragilizadas, pois as características do processo de apropriação da escrita – como o uso indevido de letras, a segmentação imprópria de vocábulos, a escrita pautada na transcrição fonética e as trocas ortográficas – são descritas como sinais de déficit, completamente desprovidas de uma investigação lingüística para elucidá-las.

Sobre os ditos sintomas disléxicos, cabe ressaltar que eles têm sido descritos sob a perspectiva de que a linguagem é mero código de comunicação. Vallet (1989) e Paín (1985), por exemplo, sugerem procedimentos de avaliação e diagnóstico com base no reconhecimento e na discriminação de letras, sílabas, palavras ou frases isoladas de um contexto significativo, isto é, tarefas pautadas na descontextualização, descaracterização e fragmentação da escrita. Nessa direção, esclarecimentos sobre as chamadas manifestações disléxicas mostram-se inconsistentes pela própria concepção de linguagem que os sustentam.

Por fim, quanto ao aspecto terminológico, diversas nomenclaturas – como "dificuldade de aprendizagem", "dificuldade de leitura e escrita", "problema de aprendizagem", "dislexia de evolução", "dislexia do desenvolvimento", "dislexia específica de evolução" ou simplesmente "dislexia" – vêm sendo utilizadas de forma indiscriminada para se referir a questões relacionadas à apropriação e ao uso da escrita. Nesse ponto, vale ressaltar que, de acordo com Moysés e Collares (1992), os termos "dislexia" e "distúrbio de aprendizagem" têm sido substituídos por "dificuldade de leitura e escrita" e "dificuldade de aprendizagem", na tentativa de utilizar expressões menos violentas. Entretanto, segundo as autoras, independentemente da terminologia adotada, o problema continua sendo identificado em quem aprende, excluindo todos os fatores que podem influenciar negativamente o processo ensino–aprendizagem.

Apesar da indefinição que permeia o assunto, muitos alunos são diagnosticados como disléxicos ou portadores de dificuldade para ler e escrever. Segundo dados da International Dyslexia Association (2002), o National Institutes of Health estima que aproximadamente 15% da população dos Estados Unidos apresenta dislexia. Nico (2002) afirma que 15% da população mundial apresenta essa desordem, ou seja, uma média de quatro a cinco sujeitos em cada classe de trinta alunos.

Contudo, se o conceito de dislexia é impreciso, se as descrições sintomatológicas associadas a esse conceito não foram baseadas em uma investigação lingüística, se as tarefas avaliativas usadas para diagnosticar esse dito distúrbio mostram-se inconsistentes pela concepção de linguagem que as direcionam, o tema em questão indica lacunas que merecem análise sistemática capaz de promover uma revisão da noção de dislexia relacionada aos processos de apropriação da escrita. Assim, pretendemos neste livro:

- analisar criticamente a (in)definição da dislexia, procurando evidenciar a fragilidade das hipóteses explicativas apresentadas pela literatura que trata do assunto e, também, o caráter equivocado da percepção dos ditos sintomas disléxicos, alertando para o fato de que esses sintomas revelam atitudes de reflexão e análise do aprendiz sobre a escrita;
- apresentar e analisar tarefas avaliativas citadas em manuais sobre essa temática, mostrando que tais tarefas, afastadas das ações lingüísticas dos sujeitos, não cumprem seus propósitos por não conseguirem avaliar a linguagem;
- investigar as chamadas manifestações disléxicas que aparecem nos textos produzidos por sujeitos diagnos-

ticados ou apontados como portadores dessa patologia, indicando que tais "erros" são, na verdade, características do processo de apropriação da escrita, indícios singulares da relação entre o aprendiz e a linguagem.

Com a consecução desses objetivos, procuramos evidenciar que a dislexia não se sustenta como um distúrbio ou dificuldade patológica vinculada à apropriação da escrita, mas, ao contrário, revela a própria concretização da construção dessa modalidade de linguagem.

Para tanto, investigamos a literatura que trata o que tem sido chamado de dislexia, buscando recuperar historicamente o equívoco que domina as vias explicativas, sintomatológicas e avaliativas da dita patologia. Além disso, analisamos quatro casos de crianças diagnosticadas ou apontadas como portadoras de dificuldades na aprendizagem da escrita. Essas análises, lingüisticamente orientadas, procuraram focalizar dois aspectos fundamentais: de um lado, as produções textuais, que, como manifestações verbais, criativas e interacionais, constituem unidades lingüísticas significativas, organizadas pelos sujeitos da pesquisa; de outro, o fato de que o processo de apropriação da escrita incide inevitavelmente em "erros" e reelaborações constantes.

Vale ressaltar que este livro foi integralmente perpassado por uma perspectiva que considera a linguagem uma atividade constitutiva, um trabalho coletivo, histórico e social, capaz de incorporar o sujeito e suas atividades específicas de construção, utilização e interpretação da escrita. E o que deriva deste trabalho não é a língua como sistema de signos inertes, mas as regras sociais do jogo da linguagem que se originam na própria prática lingüística. Portanto, entendemos que a apropriação e o uso da escrita não emergem de um código pronto ou de um modelo a ser reproduzido, mas constituem um processo de construção de objetos lingüísticos.

Então, estruturamos o livro em cinco capítulos. No primeiro, procuramos denunciar que a dislexia – vinculada à noção de um dito distúrbio específico de aprendizagem – vem sendo descrita com base em visão médica envolvida com estudos afasiológicos, apontando para um equívoco em torno da (in)definição dessa noção. Além disso, indicamos diferentes abordagens que buscam explicitar a causa dessa dita patologia, das quais destacamos a visão organicista, a ótica instrumental ou cognitivista e a perspectiva psicoafetiva, discutindo a falta de posição conclusiva acerca dessa temática.

No segundo capítulo, explicitamos o panorama teórico que norteia a pesquisa, transitando por reflexões que tomam o processo de interação socioverbal como espaço de produção da linguagem e dos sujeitos. Nesse capítulo, apresentamos:

a) a perspectiva sociointeracionista, representada por Bakhtin (1992a; 1992b) e Vygotsky (1991a; 1991b), a qual nos permite compreender que é por meio da relação com o outro que o aprendiz, como sujeito e autor de transformações sociais, se subjetiva e se relaciona com a escrita como um objeto de conhecimento;
b) a concepção de linguagem como atividade constitutiva, conforme proposto por Franchi (1992), e assinalada, com base em desdobramentos explicitados por Geraldi (1995), em função de três eixos que indicam a historicidade da linguagem, o sujeito e suas ações lingüísticas e o contexto social das interações verbais;

c) um conceito de texto que, de acordo com Koch (2002; 2003a), é tomado como atividade dialógica, como um trabalho de interação entre sujeitos sociais, contemporâneos ou não, co-presentes ou não, mas em diálogo constante;

d) estudos desenvolvidos por pesquisadores brasileiros que apontam para o fato de que, durante o processo de apropriação da escrita, o aprendiz constrói, em conjunto com o outro, estratégias singulares para usar essa modalidade de linguagem.

Em seguida, no terceiro capítulo, apresentamos e questionamos o que a bibliografia sobre a dislexia, de forma geral, toma como sintomas disléxicos. Para isso, buscamos, em conformidade com estudos como os de Abaurre (1992; 1994; 1996), Cagliari (1989; 1998) e Silva (1991), mostrar que os ditos sintomas disléxicos, longe de indícios patológicos, compõem o próprio processo de construção do objeto escrito, uma vez que revelam hipóteses e estratégias de reflexão sobre a escrita.

No quarto capítulo, apontamos tarefas avaliativas usadas para testar e diagnosticar crianças e adultos como portadores de dislexia ou de uma dificuldade especificamente relacionada à língua escrita, procurando enfatizar a inconsistência de tais tarefas à medida que ora se apóiam em procedimentos completamente desvinculados da linguagem – como é o caso de testes referentes à questão da prontidão para a alfabetização –, ora se baseiam em uma abordagem restritiva, que entende o sujeito como passivo e a língua como um código encerrado em si mesmo. Desse modo, enfatizamos que, descontextualizando a linguagem, desconsiderando o sujeito e suas ações lingüísticas e assumindo uma posição indefinida acerca da relação entre a oralidade e a escrita, as tarefas avaliativas, na realidade, não julgam a linguagem e, portanto, não sustentam o diagnóstico de dislexia.

Para finalizar, no quinto capítulo, apresentamos casos de crianças apontadas como portadoras de um distúrbio de aprendizagem. Mostramos que suas reelaborações, seus "erros" e "incompletudes" – tomados, inadvertidamente, como sintomas patológicos – são fatos lingüísticos que acompanham o processo de apropriação e uso da linguagem. Além disso, ainda nesse mesmo capítulo, a partir da adoção de um procedimento abdutivo, conforme explicitado por Peirce (1995), pretendemos evidenciar que, em situações interativas, os sujeitos desta pesquisa, ao contrário dos rótulos que carregam, produzem textos com base em processos de progressão referencial e progressão tópica, garantindo às suas produções continuidade e organização.

Essa análise nos leva a rejeitar diagnósticos e posicionamentos vinculados à noção de dislexia como uma patologia. As diversas estratégias textuais que os sujeitos da pesquisa – três meninos e uma menina – usam nas suas produções escritas, as diferentes hipóteses que eles lançam sobre aspectos gráficos e convencionais dessa modalidade de linguagem não são indícios patológicos, mas pistas que sinalizam as próprias ações lingüísticas desses sujeitos em pleno processo de apropriação da escrita.

Capítulo 1

A (IN)DEFINIÇÃO DA DISLEXIA: UMA LEITURA HISTÓRICA

As primeiras descrições envolvendo dificuldades na aprendizagem da linguagem escrita coincidem com a história da própria institucionalização do ensino, quando, no final do século XIX, surgiram na França escolas elementares públicas, obrigatórias e formalmente organizadas.

Essa situação chama-nos a atenção em dois aspectos: primeiro porque aponta para uma relação existente entre a universalização/democratização do sistema escolar e o aparecimento de casos de alunos tomados como portadores de distúrbios de aprendizagem. Segundo porque, embora a dislexia venha sendo detectada no interior da escola, durante o processo formal de apropriação da linguagem escrita, estudos sobre a dita dificuldade, bem como o seu diagnóstico, têm sido elaborados com base em uma perspectiva que se afasta do entendimento acerca do processo de construção dessa realidade lingüística.

Com a intenção de elucidar essa situação, pretendemos, neste capítulo, apresentar e discutir questões relativas à falta de rigor explicativo que permeia a (in)definição da dislexia, a qual se mostra marcada historicamente por um equívoco conceitual. Inicialmente, discutimos a primeira descrição da suposta patologia que, apesar de percebida em atividades escolares, foi, distante desse contexto, elaborada pela área médica. Na seqüência, procuramos explicitar o fato de tal descrição ter se expandido em vários países do mundo, inclusive no Brasil, consolidando opiniões e posicionamentos em importantes instituições mundiais.

Ainda neste mesmo capítulo, apresentamos e discutimos o conceito de dislexia divulgado em manuais internacionais que classificam e codificam doenças, tais como: o *Manual diagnóstico e estatístico de transtornos mentais* (2000) – o *DSM IV* – e a *Classificação internacional de doenças*, em sua décima revisão. Por isso, ressaltamos que a área médica está, com base em um raciocínio clínico tradicional e desprovido de conhecimentos sobre apropriação de linguagem, sustentando e propagando a existência da dislexia como um distúrbio específico de aprendizagem da escrita.

UM EQUÍVOCO CONCEITUAL

Conforme Hout e Estienne (2001), em 1896, um menino de 14 anos chamado Percy[1], instigado por sua dificuldade para aprender a ler e a escrever, consultou um médico e disse-lhe:

---

[1] Segundo Quirós e Della Cella (1972), o menino não sabia o alfabeto e, quando escrevia, transformava ou deformava as palavras. Ao escrever seu nome, por exemplo, grafava "Precy" e não "Percy". Só depois de soletrar custosamente as palavras, ele era capaz de compreender seu significado. Todavia, conforme o apresentado no capítulo três, esses fatos podem ser compreendidos como próprios da escrita inicial.

> Não compreendo o que tenho: sou inteligente e tenho facilidade para matemática; se o professor levasse em conta apenas minhas respostas orais, eu seria o primeiro da classe; mas infelizmente sou o último, pois mesmo os meus colegas pouco dotados aprendem sem dificuldade o que eu, apesar de todos os meus esforços, não consigo: ler e escrever. (2001, p. 18)

O médico que o atendeu foi o inglês Pringle Morgan, que, verificando as dificuldades do menino – apesar de sua visão normal –, diagnosticou-o como portador de "cegueira verbal congênita", marcando o surgimento da categorização de um distúrbio de aprendizagem – a dislexia – como uma patologia hipoteticamente resultante de lesão cortical. Tal diagnóstico, porém, foi influenciado por estudos realizados com adultos que apresentavam transtornos na escrita após sofrerem lesão cortical localizada.

De acordo com Freire (1997), a primeira descrição sobre perturbações relacionadas à linguagem escrita em adultos com danos cerebrais foi feita pelo médico alemão Kussmaul, em 1878, quando descrevia tais perturbações como perdas afásicas[2]. Naquela época, usou o termo "cegueira para leitura" ao diagnosticar um homem que se mostrava incapaz de ler depois de apresentar hemorragia cerebral. Foi nesse contexto da afasiologia que o oftalmologista escocês Hinshelwood publicou um relatório no qual apresentava casos de adultos com dificuldades específicas de leitura e escrita, denominando essa condição de "cegueira da palavra".

[2] A afasia, nos termos de Coudry (1988), caracteriza-se como uma alteração de processos lingüísticos significativos, ocasionada por lesão adquirida no sistema nervoso central.

Em 1917, influenciado por estudos relacionados a adultos que haviam sofrido lesão cerebral e ciente do caso descrito por Pringle Morgan, Hinshelwood propôs que dificuldades relativas à aprendizagem da escrita em crianças poderiam ser explicadas em função de um suposto dano congênito do giro angular, localizado na zona póstero-inferior do lóbulo temporal.

Portanto, originalmente, o interesse em estudar e explicar questões relativas ao processo de apropriação da linguagem escrita e suas "dificuldades" vincula-se à área médica, que, de início, tomou como referência pesquisas afasiológicas localizacionistas, as quais se pautavam em casos patológicos de adultos que, em função de lesões neurológicas, perderam ou tiveram alterada a capacidade de ler e escrever.

Com isso, uma patologia denominada dislexia adquirida, relacionada a sujeitos adultos com lesão cerebral, parece ter servido de esteio para determinar uma visão equivocada, que toma questões e fatos lingüísticos referentes à apropriação da escrita como sinais de uma suposta doença da aprendizagem. Partindo dessa visão, tomou-se um problema orgânico – uma lesão cerebral – como parâmetro para classificar e definir situações que dizem respeito a aspectos sociais, econômicos e culturais, refletidos no sistema escolar[3].

Neste ponto, convém distinguirmos dois quadros completamente diferentes: de um lado, temos uma alteração da linguagem escrita associada a um quadro de afasia e, portanto, adquirida na vida adulta ou, no mínimo, depois de o sujeito já ter se apropriado da escrita. De outro, vislumbramos uma situação na qual são percebidas dificuldades ou instabilidades vinculadas a um momento em que o sujeito está aprendendo a ler e escrever.

[3] Sobre a relação escola–sociedade, ver Enguita (1989).

No primeiro caso, trata-se de uma desordem lingüística adquirida em virtude de uma lesão cerebral, razão pela qual vem sendo definida e classificada pela literatura médica como dislexia adquirida. De acordo com Ellis (1995), pacientes afásicos freqüentemente apresentam dificuldades de leitura e escrita, as quais são tomadas como parte de suas alterações lingüísticas orais. Em outras ocasiões, as dificuldades desses pacientes podem estar predominantemente relacionadas à linguagem escrita. De qualquer forma, em ambas as circunstâncias, estaríamos, segundo o autor, diante de um quadro de dislexia adquirida – causada por um dano cortical –, cujo estudo está completamente fora dos objetivos deste trabalho.

No segundo caso, ao contrário, a questão está relacionada a situações que representam instabilidades próprias de um processo de elaboração de novos conhecimentos vivenciado no âmbito escolar. Todavia, tais situações acabam por sofrer os efeitos de uma noção patologizadora, à medida que são compreendidas com base em um raciocínio clínico relacionado a quadros afásicos. Nesse caminho, "dificuldades" que seguem espontaneamente o percurso de quem está aprendendo – trocas de letras, escrita espelhada, segmentação de vocábulos, omissão de sílabas, entre tantas outras – são associadas a nomenclaturas médicas repletas de conotações negativas: distúrbio de aprendizagem, dislexia específica de evolução, transtorno específico da língua escrita, dificuldade de leitura e escrita ou, simplesmente, dislexia.

Sem clareza suficiente para estabelecer diferenças entre alterações orgânicas, vinculadas à clínica afasiológica, e atitudes relacionadas ao processo de apropriação da escrita, a bibliografia sobre o assunto parece perpetuar o problema conceitual da dislexia, que a considera distúrbio de aprendizagem. Afinal, a mesma terminologia – dislexia – é usada pela literatura para diagnosticar sujeitos afásicos adultos, vítimas de lesões cerebrais, e crianças que estão se apropriando da linguagem escrita.

Além do questionamento terminológico, é intrigante o fato de um suposto distúrbio relacionado à apropriação da escrita contar com quadros explicativos hipotéticos e divergentes entre si. Quanto a essa questão, convém salientar que, apesar de muito se ter produzido, em vários países[4], acerca da temática, acompanhamos tantas explicações contraditórias que podemos inferir a inexistência de consenso para o que tem sido definido como dislexia.

Para evidenciar a (in)definição que mostra estarmos diante de um conceito impreciso, apresentamos, na seqüência, três grandes abordagens: a organicista, a instrumental – também conhecida como cognitivista – e a psicoafetiva. Sob diferentes perspectivas, elas buscam explicitar o que entendem por dislexia.

A abordagem organicista

A visão organicista é representada pela área médica, cujas várias explicações parecem multiplicar-se de acordo com cada especialidade da medicina disposta a esclarecer questões escolares relacionadas ao processo de apropriação da linguagem escrita. Além disso, é comum, no interior de uma mesma especialidade, verificar posicionamentos divergentes para o que tem sido considerado dislexia. No âmbito da própria neuro-

[4] L. Tarnopol e M. Tarnopol (1981), por exemplo, apresentam estudos acerca do que tomam por distúrbios de aprendizagem da linguagem escrita em diversos países: Argentina, Austrália, Áustria, Bélgica, Canadá, China, antiga Tchecoslováquia, Finlândia, Alemanha, Grã-Bretanha, Hungria, Irlanda, Holanda, África do Sul e Estados Unidos. Segundo levantamento dos autores, nesses países, as principais causas dos ditos distúrbios têm sido classificadas como neurológicas, genéticas e, em alguns casos, emocionais.

logia – primeira especialidade médica que buscou fundamentar e categorizar fatos relacionados à aprendizagem da escrita como um distúrbio – não se encontra uma posição única.

A tentativa de explicitar tais fatos com base no mesmo entendimento clínico – localizacionista – utilizado para esclarecer a afasia foi questionada por Orton[5], em 1925. Para esse neurologista americano, distúrbios de aprendizagem da escrita apresentados por uma criança em fase de alfabetização deveriam ser compreendidos de maneira diferente daqueles transtornos adquiridos e manifestados pelo adulto. Após examinar cerca de três mil crianças que apresentavam dificuldades relativas à leitura e à ortografia, Orton afirmou que distúrbios de aprendizagem da língua escrita, na infância, estariam relacionados a um defeito no reconhecimento da orientação das letras e de sua seqüência nas palavras, ressaltando que, apesar de apresentarem problemas na escrita, a percepção visual e a orientação espacial dos sujeitos que examinou mostravam-se intactas. No seu entendimento, esse defeito era decorrente de uma falha no desenvolvimento da dominância hemisférica cerebral.

Por isso, propôs o uso do termo "estrefossimbolia" – que significa simbolização distorcida –, acentuando uma característica que julgava fundamental: a produção de letras invertidas[6]. Baseado nessa suposição, Orton buscou substituir a denominação anteriormente dada, "cegueira verbal congênita", pois, segundo seu ponto de vista, tratava-se de uma anomalia de predomínio hemisférico e não de uma lesão cerebral focal.

---

[5] Ver, a esse respeito, Grégoire e Piérart (1997).

[6] De acordo com Quirós e Della Cella (1972), tais inversões de letras eram comuns em quadros de crianças ditas disléxicas, as quais trocavam, por exemplo: "b" por "d", "p" por "q", "b" por "q", "o" por "q", "n" por "u".

Apesar de influenciar uma série de pesquisas, o estudo proposto por Orton vem sendo substituído por outras hipóteses, com explicações consideravelmente divergentes entre si. Condemarin e Blomquist (1986), por exemplo, citam pesquisas que buscam explicar dificuldades de aprendizagem da escrita em função de fatores hereditários. Considerando determinada amostra, essas pesquisas afirmam[7] que aproximadamente 80% dos sujeitos analisados tinham parentes – pais, avós, tios, irmãos, entre outros – que também relatavam tais dificuldades.

Entretanto, a base desses estudos vem sendo criticada. Segundo Pamplona-Moraes (1997), pesquisadores afirmam que a hipótese genética encerra uma falácia lógica, pois, ao estudar questões relativas à linguagem escrita em crianças ditas disléxicas e seus familiares, visto que tanto a criança como seus parentes compartilham do mesmo ambiente social, não é possível estabelecer o que é herdado geneticamente e o que é aprendido socialmente.

Distanciados da proposta genética, mas compartilhando de mesma visão biológica determinista, Smith e Carrigan (1959) propõem que a chamada dislexia pode ser decorrente de uma irregularidade no equilíbrio da química cerebral, ocasionada por excesso ou carência do composto acetilcolina-colinesterase, no cérebro. Segundo esses autores, tal peculiaridade poderia ser explicada em termos de enfermidades metabólicas, desnutrição, entre outras.

Ainda na ótica organicista, distúrbios do movimento ocular poderiam explicar os chamados sintomas disléxicos na in-

[7] Sobre pesquisas que, no âmbito da genética, discutem questões relacionadas a dificuldades na aprendizagem da escrita, ver Fijalkow (1990), Defries e Fulker (1985).

fância. De acordo com Hout (2001b), estudos oftalmológicos, ao comparar o movimento ocular de crianças diagnosticadas como disléxicas com crianças ditas normais, concluíram que irregularidades na mobilidade dos olhos poderiam explicar dificuldades no aprendizado da leitura e escrita. No entanto, pesquisas similares que utilizaram metodologia análoga não confirmaram a conclusão desses estudos.

Assim, acompanhamos explicações neurológicas, genéticas, metabólicas, oftalmológicas, as quais procuram associar questões referentes à apropriação da escrita com defasagens orgânicas. Essas explicações denunciam um modelo de ciência que, ao estudar o ser humano, conforma-se aos preceitos das ciências naturais fazendo atividades humanas serem percebidas como coisas e retificadas como propriedades localizadas no organismo de indivíduos.

A busca, por exemplo, de explicação genética para questões da apropriação da escrita denuncia o uso de visão biológica determinista para justificar características de atividades humanas como naturais, biologicamente dadas. Questões escolares são tratadas como de natureza orgânica – nesse caso, seriam causadas por genes –, encobrindo diferenças humanas nos planos sociais e individuais. As desigualdades sociais e as diversidades no desempenho individual da criança são, nessa visão, interpretadas por meio de critérios genéticos – inevitáveis e imutáveis. Essa interpretação faz as análises do cotidiano escolar e do processo de apropriação do objeto escrito permanecerem restritas ao signo da patologização individual.

De qualquer forma, enfatizamos que, apesar de a ótica organicista ter apresentado uma série de hipóteses na tentativa de explicitar as causas da dislexia como um distúrbio específico de aprendizagem, ela não chegou a resultados conclusivos. As explicações causais apontadas por essa ótica não ultrapassaram o plano de suposições contraditórias entre si.

A perspectiva cognitivista ou instrumental

Além da visão organicista, dificuldades relacionadas à aprendizagem da escrita também foram enfocadas com base em critérios ditos cognitivistas ou instrumentais. Esse enfoque desenvolveu-se, segundo Condemarin e Blomquist (1986), principalmente a partir dos anos 1950 por um grupo de médicos e psicólogos europeus. Embora esse enfoque tenha procurado afastar-se de pressupostos exclusivamente organicistas, acabou por filiar-se a eles à medida que buscou explicar aquelas dificuldades como sendo decorrentes de disfunções mentais ou imaturidades relacionadas ao sistema nervoso central.

Na visão cognitivista, os termos "disfunção" e "imaturidade" contrapõem-se à noção de lesão e malformação. Passam a ser usados para descrever função cerebral supostamente anormal, a qual poderia acarretar desordens cognitivas – também chamadas de instrumentais –, que, por sua vez, interfeririam negativamente na aprendizagem da escrita. Portanto, nessa abordagem, deficiências cognitivas – decorrentes de disfunções[8] cerebrais – seriam tomadas como causa da chamada dislexia e poderiam afetar diferentes processos de construção do objeto escrito, tais como: a percepção visual, a percepção auditiva, a memória e a estruturação espaço-temporal.

---

[8] O termo "disfunção" é usado para referir-se a uma alteração na função cerebral. Assim, partindo de uma noção de disfunção, não seria necessário contar com correspondência e/ou evidência anatômica, diferentemente da hipótese que apostava na possibilidade de haver uma lesão ou malformação encefálica, conforme enfoque organicista.

Para representantes da perspectiva cognitivista, além da dificuldade para aprender a ler e a escrever, a criança considerada disléxica geralmente apresentaria outras características, descritas como problemas relacionados ao esquema corporal e à sua imagem. Elas teriam dificuldades quanto à noção de direita-esquerda, transtornos espaço-temporais, distúrbios do padrão motor – o qual influenciaria na destreza manual –, perturbações analítico-sintéticas, entre outras. Nesse contexto, Fonseca (1995) propõe que desordens práxicas ou psicomotoras poderiam ocasionar problemas na aprendizagem da leitura e da escrita. Na sua opinião, a integração cerebral de subsistemas psicomotrizes faria emergir movimentos responsáveis pela escrita de uma letra ou pela emissão oral de uma palavra, sugerindo que dificuldades próprias da dislexia poderiam ser tomadas como conse qüências de desordens psicomotoras.

Entretanto, estudos realizados sob a perspectiva cognitivista são incipientes e carecem de maiores investigações. Para Vellutino (1982), não é possível afirmar que problemas de esquema corporal, transtornos de memória, desestruturações espaço-temporais, aspectos psicomotores, entre outros, sejam peculiares a crianças tomadas como disléxicas. Eles podem ser encontrados em qualquer sujeito, ou seja, em aprendizes considerados portadores de dificuldades para ler e escrever e, também, em alunos que seguem o fluxo previsto pela escola. Concordando com Vellutino, García (1998) afirma que essa abordagem não se sustenta, pelo fato de se assentar em explicações distantes das especificidades da linguagem escrita.

Associados ao enfoque cognitivista, outros autores – pautados na explicação de uma função anormal do cérebro – propõem que dificuldades de aprendizagem da escrita poderiam ser explicadas com base em disfunção cerebral mínima. Conforme Selikowitz (2001), tal disfunção seria caracterizada em termos de anormalidades de neurotransmissores – elementos químicos naturais que transmitem mensagens entre as células cerebrais. Essas anormalidades poderiam originar distúrbios de comportamento infantil descritos como parte de uma síndrome hipercinética que, por sua vez, ocasionaria dificuldades de aprendizagem.

Porém, como todas as hipóteses apresentadas, essa explicação não passa de uma suposição. Aliás, vale ressaltar que, segundo Selikowitz, a própria noção de disfunção cerebral mínima vem sendo criticada, sobretudo pelo fato de ter despertado a possibilidade de serem utilizados tratamentos medicamentosos para corrigir uma hipotética desordem química no cérebro.

Nesse mesmo contexto cognitivista, identificamos ainda autores como L. Giordano e L. H. Giordano (1973) e Critchley (1974), os quais defendem a opinião de que crianças consideradas disléxicas poderiam ser vítimas de um retardo na maturação cerebral. Nessa visão, problemas de ordem maturacional poderiam acarretar deficiências em certas funções corticais, as quais ocasionariam limitações relacionadas à aprendizagem e, assim, explicariam a origem das dificuldades relativas à aquisição da escrita. Contudo, tanto a hipótese da disfunção cerebral mínima como a que defende imaturidade neurológica são, de acordo com Grégoire e Piérart (1997), frágeis, pois ambas, sem esclarecimento etiológico, procuram sustentar suas opiniões com base na coleta de dados comportamentais, elaborada por meio de exames e testes aplicados em crianças ditas disléxicas.

Fazendo uma breve análise acerca dos dois enfoques apresentados – a visão organicista e a perspectiva cognitivista ou instrumental –, percebemos que se pautam no mesmo princípio. Os dois buscam explicações para aquilo que entendem como dislexia com base em uma lesão (na ótica organicista) ou em uma disfunção ou imaturidade (no enfoque instrumental ou cognitivista) localizada no sujeito, isto é, em questões intrínsecas a ele. Essas duas abordagens, embora com roupagens aparentemente distintas, procuram, sob o domínio das ciências naturais, explicar o que consideram um distúrbio de aprendizagem apoiadas em suposições acerca do aparato biológico da criança. Patologizam questões referentes à apropriação da linguagem escrita e ocultam a própria criança, uma vez que desconsideram a sua história, o seu saber, o seu dizer.

Em um contexto explicitamente lacunar, a posição neurobiológica – assumida pelas abordagens organicista e cognitivista – parece conviver, ainda, com uma visão psicoafetiva que, sem se opor aos demais enfoques, sugere que a dislexia seja tomada como decorrente de um problema intimamente relacionado à personalidade da criança.

A visão psicoafetiva

A abordagem psicoafetiva procura explicar o que toma por problemas na aquisição da escrita com base em perturbações afetivas da criança. Pautados nesta abordagem, psicólogos clínicos buscaram explicar dificuldades na aprendizagem da linguagem escrita em função de problemas emocionais. Para Serrano (2001), por exemplo, transtornos de aprendizagem podem estar associados a três sintomas psicopatológicos: à síndrome depressiva, aos estados de ansiedade e aos transtornos comportamentais.

A depressão infantil perturba, segundo o autor, o processo de aprendizagem, porque a criança nesse estado tem sua atenção e concentração reduzidas; além disso, seu prazer em aprender também é diminuído. Os estados de insegurança e ansiedade – que geralmente coexistem com manifestações depressivas – podem estar associados ao temor do fracasso ante a aquisição da escrita, interferindo na aprendizagem dessa modalidade de linguagem e dificultando o desenvolvimento dos processos de atenção e memória.

A incidência de transtornos de comportamento, vinculados a dificuldades de aprendizagem e a atitudes anti-sociais, é bastante freqüente, segundo Serrano. De acordo com o autor, a criança disléxica mostra-se impulsiva e se enfurece com facilidade, manifestando pouca capacidade para lidar com limites e frustrações. No entanto, adverte que essas atitudes podem estar relacionadas ao posicionamento assumido pelos familiares – que interpretam as dificuldades escolares da criança como sinais de "má vontade" ou "preguiça". Nesse sentido, Serrano afirma que fatores emocionais podem estar associados ao que se chama de dislexia. Essa associação entre dificuldades de leitura e escrita com questões de ordem emocional parece ser um consenso na literatura. Todavia, convém mencionar que tais questões, conforme Pamplona-Moraes (1997), geralmente apresentadas por crianças ditas disléxicas, não devem ser tomadas como aspectos que determinam o que se chama de dislexia, mas, ao contrário, como resultado dela.

Nesse ponto, ressaltamos que a análise do processo de apropriação da escrita elaborada sob a perspectiva psicoafetiva também se pauta em aspectos que se referem ao próprio sujeito-aprendiz, assim como sob as abordagens organicista e cognitivista. Embora o enfoque não seja o biológico, a compreensão de fatos relacionados ao contexto social permanece projetada no aluno, na sua personalidade, na sua família. A escola, como espaço onde circulam discursos, permanece isenta, pois não se analisa o papel decisivo que ela assume na constituição da subjetividade das crianças e no percurso percorrido na apropriação da escrita.

Considerando que a subjetividade infantil é marcada por efeitos de sentidos discursivos, ao ser apontada como alguém que está fracassando, entendemos que qualquer criança pode apresentar baixa auto-estima e pouco interesse por essa modalidade de linguagem, principalmente quando a instituição escolar a anuncia como incapaz ou impossibilitada em função de hipóteses e "erros" que, conforme discutiremos nos capítulos dois e três, acompanham o processo de apropriação da escrita.

Por isso, diante de um cenário etiológico tão diverso e contraditório, antes de conceber a criança como portadora de um distúrbio, é imprescindível compreender o trajeto trilhado por ela para se apropriar da linguagem escrita, bem como os efeitos de práticas discursivas que circundam esse trajeto. Longe dessa compreensão, desprovida de rigor explicativo, a chamada dislexia vem sendo tomada como uma entidade nosográfica que pode estar associada a múltiplas e diferentes desordens – lesão, imaturidade ou disfunção cerebral, anomalia de predomínio hemisférico, transtornos genéticos, alterações metabólicas, nutricionais, oftalmológicas ou emocionais. Essas desordens, de maneira contraditória, são apontadas pela literatura para tentar justificar a existência da suposta patologia como algo inerente ao aprendiz da escrita. Nesse caminho, apesar de situar-se em um campo conceitual indefinido e arbitrário, a dislexia foi reconhecida como patologia por órgãos oficiais da Europa e dos Estados Unidos, conforme apresentamos a seguir.

A DISLEXIA (IN)DEFINIDA POR ÓRGÃOS OFICIAIS NACIONAIS E INTERNACIONAIS

De acordo com Hout (2001a), a World Federation of Neurology, na Europa, definiu a dislexia como um transtorno da aprendizagem da língua escrita que ocorre apesar de uma inteligência normal, da ausência de problemas sensoriais ou neurológicos, de instrução escolar considerada adequada e de oportunidades socioculturais suficientes. Trata-se de uma definição formulada em função de critérios excludentes: um conceito que destaca os fatores causais que não podem determinar ou explicar a chamada dislexia.

Nos Estados Unidos, o reconhecimento da dislexia como um transtorno específico de aprendizagem da linguagem escrita foi aprovado, em 1960, pelo Congresso Nacional daquele país. Segundo Bolaffi (1994), a importância atribuída ao diagnóstico neurológico e um representativo número de crianças diagnosticadas como disléxicas provocaram a criação de leis que garantem a elas uma educação especial, em classes separadas das crianças consideradas normais.

Em 1978, foi sancionada uma lei[9] que confere direito à educação para todas as crianças portadoras de deficiências que tece comentários a respeito da dislexia. Tais comentários se fundamentam em um desnível significativo entre as possibilidades intelectuais retratadas pelo quociente de inteligência (QI) da criança ou do adolescente e as suas realizações escolares no âmbito da escrita. Em outras palavras, segundo

[9] Sobre essa lei, ver Hout (2001a).

tais comentários, a pessoa dita disléxica apresenta um desempenho escolar aquém de seu potencial intelectual[10].

Essa mesma lei define que um dos principais critérios para chegar a um diagnóstico preciso de dislexia é a exclusão de fenômenos causais – transtornos de percepção sensorial, transtornos psiquiátricos primários, patologias neurológicas graves, oportunidade escolar insuficiente e falta de estímulos socioculturais – que poderiam explicar o desnível entre a capacidade intelectual da criança e sua possibilidade de ler e escrever.

Portanto, nos Estados Unidos, os critérios para definir a dislexia são similares aos utilizados pela World Federation of Neurology, na Europa, ou seja, são critérios fundamentados em fatores excludentes. Nesse sentido, salientamos, uma vez mais, o fato de a chamada dislexia ser considerada uma perturbação caracterizada pela eliminação de fatores capazes de determinar sua causa, isto é, uma perturbação no processo de apropriação da escrita que se caracteriza por não contar com qualquer explicação causal capaz de justificá-la.

Convém ressaltar ainda que a lei norte-americana, ao mencionar um desnivelamento entre QI e capacidade para ler e escrever, não esclarece o que entende por tal desnivelamento, tampouco explica o conceito de QI. Apesar de escores de testes que determinam o quociente de inteligência serem amplamente utilizados e tomados como principal critério para indicar a capacidade intelectual de uma criança, tais escores não garantem uma distinção clara entre deficiência mental, normalidade e superdotação.

---

[10] A bibliografia que enfoca a dislexia como um distúrbio de aprendizagem afirma que ele só pode ser imputado a indivíduos que, no mínimo, apresentam inteligência média. Para Ianhez e Nico (2002), por exemplo, pessoas com um nível intelectual abaixo do esperado são limítrofes, e não disléxicas.

Ao contrário, testes usados na medição do QI mostram-se inconsistentes e superficiais para validar diagnósticos ou determinar níveis de intelectualidade. Segundo Holmes (1997), existem três problemas básicos que circundam o uso desses testes: o primeiro refere-se à ineficácia para aferir habilidades de crianças e adolescentes que pertencem a grupos étnicos cujas experiências culturais são distintas. Assim, à medida que os testes são preparados e organizados em determinado grupo sociocultural, tornam-se irrelevantes se aplicados a membros de grupos com hábitos culturais diferentes.

O segundo problema consiste no fato de que as provas para mensurar a inteligência foram padronizadas com base no que se considera como nível intelectual normal. Qualquer questão que escape de tal padronização passa a ser tomada como anormal e, portanto, sem uma linha divisória clara para distinguir normalidade de anormalidade. A criança dita normal é aquela que está dentro do padrão preestabelecido pelos testes. Seguindo esse raciocínio, é possível afirmar que os meios utilizados para quantificar a inteligência em crianças consideradas normais podem não ser apropriados para aquelas que fogem da padronização.

O terceiro e último problema origina-se da constatação de que uma variedade de questões físicas e emocionais pode interferir no desempenho da criança. Isso distorce as habilidades avaliadas e leva o teste de QI a resultados irreais segundo uma estimativa incompatível com as potencialidades da criança.

Diante do quadro incerto que se delineia em torno de exames de QI – os quais se mostram fragilizados, podendo ser facilmente invalidados –, parece-nos mais um problema do que uma solução afirmar que um dos quesitos para diagnosticar a dislexia depende de valores atribuídos por avaliações de quociente de inteligência. Aliás, pelo peso que assumem nos contextos clínico e escolar, intriga-nos a falta de clareza com que são tomadas capacidades ou incapacidades intelectuais, especialmente por não contarem com transparência explicativa.

Corroborando essa afirmação, Brodzinski (2000) aponta que o WISC III, um dos testes mais utilizados para mensurar o QI de crianças brasileiras em fase de escolarização, mostra-se limitado. De acordo com essa autora, a administração de procedimentos que têm como eixo a mensuração e a quantificação de dados restringe as possibilidades de compreensão dos fenômenos que envolvem a linguagem. Para Brodzinski, no contraponto dessa limitação, a análise lingüística amparada em uma concepção interacional e discursiva de linguagem nos permite ultrapassar a visão estigmatizante proposta em testes de QI e compreender a forma particular com que cada criança se relaciona com a escrita.

Entretanto, a condição arbitrária que compõe a discussão acerca do que tem sido definido sobre a dislexia parece perpetuar-se na voz de grupos de pesquisadores brasileiros. Por exemplo, Cuba dos Santos (1987), uma neurologista brasileira, na tentativa de delimitar o quadro clínico dessa suposta patologia, prefere usar a terminologia "dislexia específica de evolução", afirmando: "Diz-se *de evolução* porque os sintomas tendem, com o tempo, a desaparecer espontaneamente [...] e o termo *específica* se usa, em algumas definições, para significar de causa desconhecida" (1987, p. 3).

Segundo a autora, crianças com essa patologia, apesar da dificuldade de aprendizagem da escrita, apresentam níveis normais de inteligência, órgãos sensoriais intactos, liberdade emocional, motivação e instrução adequadas. Tal terminologia nos leva a questionar novamente os critérios sob os quais a dislexia vem sendo (in)definida, uma vez que suas causas são desconhecidas e seus sintomas, temporários, acometendo crianças somente enquanto estariam aprendendo a ler e a escrever.

De acordo com a Associação Brasileira de Dislexia (ABD)[11], em 1994, foi divulgada pela International Dyslexia Association[12] a definição que vem sendo utilizada:

> Dislexia é um dos muitos distúrbios de aprendizagem. É um distúrbio específico da linguagem, de origem constitucional, caracterizado pela dificuldade em decodificar palavras simples. Mostra uma insuficiência no processo fonológico. Essas dificuldades de decodificar palavras simples não são esperadas em relação à idade. Apesar de submetida a instrução convencional, adequada inteligência, oportunidade sociocultural e não possuir distúrbios cognitivos e sensoriais fundamentais, a criança falha no processo de aquisição da linguagem. A dislexia é apresentada em várias formas de dificuldades com diferentes formas de linguagem, freqüentemente incluí-

---

[11] A Associação Brasileira de Dislexia é uma organização não-governamental, sem fins lucrativos, cuja sede fica em São Paulo/SP. Reconhecida em todo o Brasil, essa associação foi fundada em 1983 e, de acordo com o *site* www.dislexia.org.br – consultado em 13 de outubro de 2006 –, filiou-se, em outubro de 2001, à International Dyslexia Association.

[12] A International Dyslexia Association é a mais antiga organização norte-americana que se dedica ao tema. Fundada no ano de 1949, em memória ao neurologista Samuel Orton, tem se dedicado a auxiliar sujeitos diagnosticados como disléxicos, suas famílias e a escola freqüentada por esses sujeitos. De acordo com Nico (2002), essa associação internacional conta com 45 regionais espalhadas por todos os estados norte-americanos, além de manter três entidades internacionais.

> dos problemas de leitura, em aquisição e capacidade de escrever e soletrar.[13]

Antes de discutirmos tal definição, cabe esclarecer que a Associação Brasileira de Dislexia, além de exercer influência sobre estudos, pesquisas e atividades profissionais envolvidas com a temática em todo o país, está vinculada à International Dyslexia Association e compartilha dos mesmos pressupostos dessa organização, que goza de grande prestígio em todos os estados norte-americanos e em outros países. Portanto, o conceito divulgado por essas instituições é amplamente aceito e representativo da visão vigente em torno do que se entende por dislexia.

Sobre a definição em si, a International Dyslexia Association – pela Associação Brasileira de Dislexia – deixa claro que entende a linguagem como um código, ao buscar caracterizar a dislexia como um distúrbio especificamente de ordem lingüística. Ela ressalta que a dificuldade da criança estaria relacionada à codificação e decodificação de palavras simples.

Porém, essa visão que concebe a língua como um código – organizado em função de um amontoado de sons, letras, sílabas e palavras isoladas de um contexto significativo – e o aprendiz como um ser passivo, mero memorizador de repetições, está explicitamente pautada em uma perspectiva behaviorista. Tal perspectiva, desenvolvida fundamentalmente por Skinner (1957), toma a linguagem como comportamento verbal, produto de reforço e modelagem que o meio externo proporciona ao aprendiz, negando o papel do sujeito e desconsiderando o processo interlocutivo na construção de objetos lingüísticos.

[13] Convém esclarecer que tal definição, já traduzida para a língua portuguesa, encontra-se disponível no endereço eletrônico da Associação Brasileira de Dislexia, especificamente na página www.dislexia.org.br/abd.html.

Todavia, segundo Bronckart (1999), é ilusório tentar interpretar a atividade da linguagem como produto do acúmulo de comportamentos condicionados pelas restrições de um meio preexistente – segundo apontado pela visão behaviorista. Ou, ainda, como resultante direta do substrato neurobiológico humano – conforme a posição tomada pelo cognitivismo e pelas neurociências. De acordo com o autor, a linguagem só se manifesta por meio de textos como traços de condutas humanas socialmente organizadas. Por isso, entendemos que a análise da linguagem deve afastar-se daquela perspectiva que concebe a língua como um código pronto, por meio do qual emissor e receptor codificariam e decodificariam estruturas lingüísticas acabadas. Preferimos focalizar o processo interacional e intersubjetivo como espaço de constituição dos sujeitos e da própria linguagem.

Voltando à definição de dislexia utilizada pela International Dyslexia Association, a proposição que aponta para uma incompatibilidade entre dificuldades de escrita e idade cronológica da criança não se mostra sustentável. Não há, nessa definição, nenhuma via explicativa capaz de esclarecer que relação pode haver entre idade cronológica e dificuldades ou instabilidades encontradas no processo de construção da linguagem escrita. Instiga-nos o fato de essa hipotética incompatibilidade, sem mais nem por quê, ser tomada como um parâmetro utilizado para caracterizar a chamada dislexia.

Portanto, com respeito à conceituação proposta pela International Dyslexia Association, não percebemos avanços no que tange à explicação causal relacionada à dislexia. Ao contrário, aquela mesma posição excludente – que justifica a existência dessa suposta patologia pelo desconhecimento de sua(s) causa(s) – mantém-se inalterada.

A DISLEXIA NOS MANUAIS DE CLASSIFICAÇÃO E CODIFICAÇÃO DE DOENÇAS

A *Classificação internacional de doenças* (CID), em sua décima revisão[14], aceita e reconhece a dislexia, sob o código F81.0, como um "transtorno específico de leitura"[15], no qual as modalidades habituais de aprendizado estão alteradas desde as primeiras etapas do desenvolvimento.

De acordo com a *Classificação de Transtornos Mentais e de Comportamento* da *CID 10*, tal patologia se caracterizaria como:

> [...] um comprometimento específico e significativo no desenvolvimento das habilidades da leitura, o qual não é unicamente justificado por idade mental, problemas de acuidade visual ou escolaridade inadequada. A habilidade de compreensão da leitura, o reconhecimento de palavras na leitura, a habilidade de leitura oral e o desempenho de tarefas que requerem leitura podem estar todos afetados. Dificuldades para soletrar estão freqüentemente associadas a transtorno específico de leitura e muitas vezes permanecem na adolescência, mesmo depois de que algum progresso na leitura tenha sido feito [...] Crianças com transtorno

[14] Cabe comentar que a *CID* é aceita e adotada, mundialmente, como um sistema oficial usado para codificar e classificar entidades nosográficas. A Conferência Internacional para a Décima Revisão da *Classificação internacional de doenças*, contando com a participação de representantes de 43 países, foi, de acordo com o *site* www.cid10.hpg.com.br, convocada pela Organização Mundial de Saúde e realizada, em Genebra, entre 26 de setembro e 2 de outubro de 1989.

[15] Vale ressaltar que, embora a *CID 10* refira-se à dislexia como um problema relacionado somente à aprendizagem da leitura, a descrição dos sintomas dessa dita patologia aparece, em toda a bibliografia pesquisada e citada neste livro, vinculada à atividade da escrita. E a escrita é o objeto principal de nossa pesquisa.

> específico da leitura seguidamente têm uma história de transtornos específicos do desenvolvimento da fala e da linguagem, e uma avaliação abrangendo funcionamento corrente da linguagem muitas vezes revela dificuldades contemporâneas sutis. Em adição à falha acadêmica, comparecimento escolar deficiente e problemas com ajustamento social são complicações assíduas, particularmente nos últimos anos do primário e do secundário. A condição é encontrada em todas as linguagens conhecidas, mas há incerteza se a sua freqüência é afetada ou não pela natureza da linguagem e do manuscrito. (Organização Mundial da Saúde, 1993, p. 240)

Conforme essa classificação, a dislexia é tomada como uma entidade nosográfica e categorizada como um transtorno que se caracteriza em função de dois critérios básicos: o primeiro, tendo em vista a sua causa desconhecida, relaciona-se à questão de sua especificidade, garantindo o uso do termo "transtorno específico", para explicitar o fato de não estar vinculada a qualquer etiologia, como retardo mental, traumatismo ou doença cerebral, falta de oportunidade de aprendizagem, transtorno afetivo, deficiência visual, entre outras.

O segundo critério diz respeito à concepção de que a dislexia pode se apresentar como um transtorno de desenvolvimento. Dessa forma, adota o uso da terminologia "dislexia de desenvolvimento", relacionando-a com o processo de apropriação da leitura e da escrita e diferenciando-a do que a própria *CID 10* entende como dislexia adquirida – classificada sob o código R48.0, que, conforme discutido anteriormente, é tomada nos mesmos moldes da afasia.

Apesar de usar diferentes códigos classificatórios e conceituações distintas, salientamos o fato de que a *CID 10* se utiliza da mesma nomenclatura "dislexia" como uma categoria nosográfica geral, para abarcar questões relativas à escrita tanto de crianças que estão iniciando o processo de apropriação da escrita quanto de adultos que apresentam, comprovadamente, uma alteração cortical. Assim, valendo-se da mesma nomenclatura para questões completamente diferentes e aceitando como "transtorno" questões que dizem respeito ao desempenho escolar, esse sistema oficial de classificação de doenças propaga a noção de que mecanismos próprios da construção da escrita podem ser patologizados.

Ainda com relação à *CID 10*, convém ressaltar que essa classificação, ao supor que transtornos na fala podem preceder problemas na escrita, parece desconsiderar que a escrita diferencia-se da oralidade. Além disso, parece-nos perigoso e superficial afirmar que, em adição às falhas relativas à escrita, o aluno apresenta outras complicações associadas ao seu ajustamento social. Perigoso, à medida que tende a tirar da escola – como instituição social – qualquer responsabilidade sobre o desempenho do aluno, jogando toda a carga do dito fracasso sobre o próprio estudante. E superficial porque não aponta para a possibilidade de a escola ponderar que dificuldades sociais ou emocionais podem ser efeito do desinteresse e da estigmatização que o próprio sistema educacional produz, ao rotular a criança como portadora de uma doença.

O *Manual diagnóstico e estatístico de transtornos mentais*[16] (*DSM IV*), 2000, reconhece a dislexia, sob o código 315.00, como

---

[16]Assim como a *CID 10*, tal manual é utilizado oficialmente para classificar doenças e codificá-las por meio de dígitos. Esses códigos são usados para manter registros médicos e, também, para facilitar o relato de dados diagnósticos destinados a qualquer pessoa ou órgão interessado, incluindo instituições governamentais, seguradoras particulares e a própria Organização Mundial de Saúde.

uma dificuldade de leitura e de escrita especificamente relacionada à infância e à adolescência. Tal dificuldade está circunscrita no âmbito dos transtornos de aprendizagem e, assim, explicada como conseqüência de anormalidades subjacentes ao processamento cognitivo, como déficit na percepção visual, distúrbios de atenção, problemas de memória, alterações nos processos lingüísticos ou, ainda, uma combinação desses fatores. Segundo o DSM IV, a dislexia pode estar associada a transtornos da matemática, manifestando-se, geralmente, nos anos escolares iniciais, em crianças que freqüentam entre a primeira e a quarta série.

Desse modo, tanto a CID *10* como o DSM IV – ambos classificações médicas oficiais – citam a dislexia e a aceitam como uma patologia que se apresenta assim que um aluno começa a ler e a escrever, ou seja, um transtorno que se vincula ao processo de construção da linguagem escrita. Diferentemente da CID *10*, o DSM IV busca explicitar fatores causais para o que entende como dislexia com base em anormalidades no processamento cognitivo. Porém, conforme comentamos anteriormente, o enfoque cognitivista não encontra evidências capazes de sustentar suas hipóteses.

Esses dois instrumentos oficiais, desenvolvidos e amplamente utilizados pela área médica, favorecem a divulgação e o uso de uma nomenclatura patológica, bem como de seus respectivos códigos, para referir-se a questões que dizem respeito à escolarização e ao aprendizado formal da escrita. Cabe ressaltar aqui o fato de a área médica posicionar-se de maneira decisiva na definição e classificação de um problema que está intimamente relacionado a fatos escolares, passando pela apropriação da modalidade escrita da linguagem.

Conforme apontamos no início deste capítulo, a dislexia adquirida – entendida como entidade nosográfica vinculada a quadros afásicos – foi postulada pela medicina para caracterizar uma dificuldade de linguagem de sujeitos adultos que sofreram lesão cerebral. Porém, enfatizamos a necessidade de diferenciar os casos de adultos que, em função de danos neurológicos, apresentam comprometimentos lingüísticos e os casos de estudantes que, no percurso da apropriação da escrita, encontram dúvidas e instabilidades próprias desse período.

Quanto à dislexia adquirida, nada temos a indagar. O que nos instiga é o fato de o raciocínio médico – relacionado a estudos afasiológicos – ter sido transposto para questões referentes à construção da escrita, autorizando que situações da vida escolar sejam tratadas como patológicas. De acordo com Moysés e Collares (1992, p. 33), tal raciocínio clínico tradicional, o qual parte do princípio de que, "se A causa B, B só pode ser causado por A", levou a medicina a supor que, se uma lesão cerebral em sujeitos adultos pode ocasionar dificuldades para ler e escrever, então tais dificuldades, ainda que relacionadas a crianças que estão se apropriando da escrita, devem ser causadas por danos neurológicos.

Desde os tempos de Pringle Morgan – primeiro médico a sugerir que problemas relativos à aprendizagem da escrita poderiam estar vinculados a desordens cerebrais –, características da apropriação da escrita que não sigam o padrão esperado são justificadas por hipóteses que se baseiam somente no aprendiz. Nesse caminho, a medicina, distanciada do contexto escolar e do entendimento do papel constitutivo neste contexto, vem se mostrando determinante na propagação e perpetuação de um conceito vago e afastado de explicações capazes de esclarecer a natureza e a função da escrita.

Parece-nos que a área médica, desprovida de conhecimentos específicos dessa modalidade de linguagem – seu processo de apropriação e funcionamento –, bem como do sujeito-aprendiz, acaba por tomar inadvertidamente fatos singulares desse processo como sintomas de uma categoria nosográfica geral, à qual chama de dislexia.

Com a intenção de explicitar a questão desses ditos sintomas, pretendemos questionar, sob orientação lingüística, a descrição que a medicina tradicional e as demais áreas afiliadas a ela vêm apresentando como distúrbio de aprendizagem da língua escrita. Para tanto, no próximo capítulo, explicitamos o quadro teórico que sustenta o nosso trabalho: desde a discussão dos ditos sintomas disléxicos, passando pela análise de tarefas avaliativas usadas na elaboração do diagnóstico do que tem sido considerado um distúrbio específico de aprendizagem da escrita, até a investigação dos casos das crianças-sujeitos da pesquisa apresentada neste livro.

Capítulo 2

REFLEXÕES SOBRE A LINGUAGEM: O PANORAMA TEÓRICO

Apresentamos neste capítulo a reflexão teórica que norteia este livro e, por conseguinte, perpassa todos os capítulos procedentes, afastando-os de perspectivas teóricas que desconsideram a historicidade da linguagem, o sujeito e suas ações lingüísticas em situações efetivas de uso da escrita e o contexto social das interações verbais. Procuramos integrar uma concepção abrangente de linguagem que a focalize, como bem observa Coudry (1988, p. 47):

> na dimensão contextual e social em que os homens, por ela, atuam sobre os outros, na dimensão subjetiva em que, por ela, os homens se constituem como sujeitos, na dimensão cognitiva em que, por ela, os homens atuam sobre o mundo estruturando a realidade.

Assim, partimos para uma análise que busca evidenciar a interação verbal como um processo de produção da linguagem e dos sujeitos, por um enfoque teórico pelo qual se possa transitar por reflexões da lingüística como:

- a perspectiva interacionista proposta pela corrente sócio-histórica. Afastada de uma noção mecanicista que converte a linguagem a um simples veículo de informações, ela nos leva a resgatar, no espaço da interlocução, o papel do homem como um ser social, histórico e cultural, que é sujeito e autor das transformações sociais, à medida que se constitui a partir do fenômeno lingüístico;
- a concepção de linguagem que a toma como um trabalho social, histórico, como uma atividade que se realiza constituindo os recursos expressivos das línguas naturais e, também, as regras de utilização das expressões em determinadas situações de uso;
- a concepção de texto que, pautada em uma perspectiva dialógica, o entende como a concretização de uma prática interpessoal na qual estão envolvidos um *eu* e um *outro* em situações de uso efetivo da linguagem;
- a investigação de fatos que compõem a apropriação da escrita assumindo que, por meio da relação estabelecida com a linguagem e com o outro, cada aprendiz elabora e reelabora, de forma permanente e singular, suas hipóteses sobre o objeto escrito.

A CORRENTE SÓCIO-HISTÓRICA

Discutindo o conceito de dislexia no capítulo anterior, percebemos a incorporação da visão naturalista na análise de questões relativas ao processo de escolarização. Aspectos vinculados à apropriação da escrita são explicados com base em supostas falhas inerentes ao aprendiz, situando nele próprio a causa de suas dificuldades e, por aí, atribuindo-lhe toda a responsabilidade dos ditos fracasso, imaturidade e distúrbio específico de aprendizagem da linguagem escrita. Testemunhamos, assim, análises que insistem em igualar e em ocultar os sujeitos – com base em supostas lesões, disfunções, padrões médios de inteligência –, definindo atividades humanas como naturais, uma vez que perdem de vista a própria linguagem em sua dimensão dialógica, constitutiva dos múltiplos sentidos que se instauram no cotidiano do sujeito-aprendiz.

De acordo com Jobim e Souza (1995), no curso da história das ciências humanas, a concepção de homem e de realidade social construída com base nos modelos teóricos das ciências naturais não tem dado conta de explicar a realidade do homem contemporâneo. Segundo a autora, buscando evidenciar o *status* de cientificidade, as ciências humanas acabaram por reduzir a existência humana à realidade das coisas, à medida que se fundamentaram em um pensamento mecanicista baseado nas leis da lógica matemática. O mundo da realidade humana foi substituído pelo universo do discurso formalizado e, nessa direção, o homem – esse ser ativo, transformador, permanente criador de significações – tem sido entendido como matéria inerte, ou seja, tem sido coisificado.

Em contraste com esse universo formalizado, surge, por outro lado, no interior das ciências naturais, o modelo biológico que toma como pressuposto humano primordial a irredutibilidade da vida. Nesse modelo, conceitos básicos da natureza, do organismo e da evolução passam a ser aplicados em todas as esferas da realidade humana, impondo ao domínio humano a idéia de regulação interna interpretada pelo próprio modelo biológico.

> Aderindo aos estilos do pensamento das ciências naturais, as ciências humanas propiciam uma série de reificações que acabam por desumanizar o indivíduo da mesma forma que os sistemas político e econômico o desumanizam, quando apresentam como impessoais aqueles aspectos que a ordem vigente necessita remover, ocultar ou dissimular para minimizar as contundentes contradições da sociedade de classes. (Jobim e Souza, 1995, p. 20)

A opção metodológica das ciências naturais, quer seja pelo viés do modelo formalista organizado em função de leis da matemática, quer seja pelo eixo do modelo biológico, vem negligenciando o caráter histórico, social e cultural do desenvolvimento humano. Desse modo, origina explicações reducionistas com base nas quais o homem é concebido como ideal e abstrato, divorciado das relações que estabelece com a sociedade. Para superar esse reducionismo, é preciso, conforme nos aponta a autora, resgatar nas ciências humanas o papel da linguagem como constitutiva do sujeito e da própria realidade, afinal:

> é na linguagem e, por meio dela, que construímos a leitura da vida e da nossa história. Com a linguagem somos capazes de imprimir sentidos que, por serem provisórios, refletem a essencial transitoriedade da própria vida e de nossa existência histórica. (*Ibidem*, p. 21)

Para essa autora, em um processo de reconstrução epistemológica, é necessário devolver ao homem sua condição de sujeito, entendendo-o como indivíduo e, ao mesmo tempo, como ser histórico. Percebendo a sua singularidade e, também, o vínculo que estabelece com o meio social no qual está inserto, para, assim, compreendendo que as ciências humanas não podem eliminar o lugar constitutivo da linguagem, enfocar a atividade humana segundo o fenômeno lingüístico.

Nesse processo de reconstrução epistemológica, deparamos com a visão teórica proposta por Bakhtin, que, afastado de um enfoque marcado pela fragmentação, questionou o rumo das ciências humanas e buscou apreender o homem como um ser que se constitui na, e pela, interação socioverbal, ou seja, um ser que se constitui participando ativa e permanentemente de uma intrincada rede de relações sociais. De acordo com Faraco (2003, p. 42):

> o que Bakhtin procura destacar é um aspecto diferenciador que ele vê entre as ciências na relação com o objeto: uma relação monológica nas ciências naturais (porque o objeto é mudo) e uma relação dialógica nas ciências humanas (porque o objeto é o texto, a expressão de alguém).

Portanto, para Bakhtin, as ciências humanas contemplam textos como produtos de um sujeito social e historicamente localizado. Pautado em uma perspectiva sob a qual a linguagem passa a ser enfrentada em sua dimensão histórica, em função de questões específicas que envolvem a interação, a compreensão e a significação, Bakhtin (1992b) faz críticas rigorosas a duas grandes correntes que fundamentam o pensamento lingüístico contemporâneo. Opôs-se, por um lado, ao posicionamento a que chamou subjetivismo idealista, por tal orientação reduzir o fenômeno lingüístico a um ato de criação individual; e, por outro, ao enfoque a que denominou objetivismo abstrato, por ele tomar a linguagem como um sistema abstrato de formas.

A primeira orientação, representada especialmente por Humboldt, entende a língua como uma atividade criativa e individual que se materializa no ato de fala. As leis da criação lingüística, nesta visão, estão subordinadas às leis da psicologia individual, cabendo ao lingüista descrever e classificar o fato lingüístico proveniente da atividade mental. Apresentando-se como um depósito, a língua torna-se viva à medida que serve de instrumento para ser usado na exteriorização dos aspectos interiores.

A segunda grande corrente é representada pela obra de Saussure. Na perspectiva do objetivismo abstrato, a fala não é objeto de estudo. Ao dicotomizar língua (social) e fala (individual), somente as leis independentes e autônomas da língua são consideradas, pois essa é entendida como um produto estável e acabado, transmitido pelas gerações: ao indivíduo resta apenas registrá-la passivamente. O sistema lingüístico, na perspectiva saussuriana, não está sujeito aos atos de criação individual, ao contrário, é um fenômeno de cunho coletivo, assumindo um caráter social. Contudo, entendendo a língua como um conjunto imóvel de signos coordenados entre si, o objetivismo abstrato não se interessa pela relação que o signo estabelece com a realidade ou com o indivíduo que o engendra, abstraindo, de saída, um objeto ideal.

Neste ponto, ao manifestar uma recusa a ambas as abordagens, Bakhtin afirma:

> Queremos, agora, chamar a atenção para o seguinte: ao considerar que só o sistema lingüístico pode dar conta dos fatos da língua, o objetivismo abstrato rejeita a

> enunciação, o ato de fala, como sendo individual [...] é esse o *proton pseudos* , a "primeira mentira", do objetivismo abstrato. O subjetivismo individualista, ao contrário, só leva em consideração a fala. Mas ele também considera o ato de fala como individual e é por isso que tenta explicá-lo a partir das condições da vida psíquica individual do sujeito falante. E esse é o seu *proton pseudos*. (Bakhtin, 1992b, p. 109; grifos no original)

Para o subjetivismo idealista, a fala é percebida como a face exteriorizada da consciência. O aspecto relevante é a vida interior, a expressão só se presta a traduzir o conteúdo subjetivo. Bakhtin afirma, porém, que não existe atividade mental sem expressão semiótica. É essa expressão que organiza e determina o psiquismo; por isso, o ato de fala ou, mais especificamente, a enunciação, é de natureza social, e não pode ser entendida com base das condições psicofisiológicas do sujeito.

Por outro lado, ao priorizar a língua, analisando-a como um sistema acabado, separando-a de seu conteúdo ideológico e vivencial, o objetivismo abstrato não tem condições de explicar como a linguagem realmente funciona. Interlocutores, na prática viva da língua, não se relacionam com um sistema abstrato de formas normativas, mas apenas com a linguagem no sentido de uso concreto, nas mais diversas situações.

De fato, para Bakhtin, a forma lingüística apresenta-se aos locutores no contexto de enunciações precisas. Neste ponto, vale citar as palavras do próprio autor:

> A verdadeira substância da língua não é constituída por um sistema abstrato de formas lingüísticas nem pela enunciação monológica isolada, nem pelo ato psicofi-

> siológico de sua produção, mas pelo fenômeno social da interação verbal, realizada através da enunciação ou das enunciações. A interação verbal constitui assim a realidade fundamental da língua. (Bakhtin, 1992b, p. 123).

Após fazer uma explanação minuciosa, reproduzindo fielmente o pensamento que se encontra subjacente em cada uma das correntes que orientam a lingüística tradicional, Bakhtin as submete a uma rigorosa crítica epistemológica e, na superação dialética de ambas, propõe a própria tese, afirmando uma concepção de linguagem fundamentada na interação verbal, ou seja, na atividade dialógica. Atividade esta que não se esgota jamais, visto que todo enunciado não só carrega historicamente a réplica daqueles já produzidos antes, como também determina os próximos que o sucederão. Para o autor, as relações dialógicas não se reduzem simplesmente a situações de um diálogo real. Antes disso, tais relações devem ser compreendidas em função de um encaminhamento heterogêneo e complexo.

O permanente diálogo entre os diferentes discursos que configuram uma comunidade, uma cultura, uma sociedade não é organizado de maneira simétrica e harmoniosa. Nessa vertente, conforme Brait (1996, p. 79), o dialogismo pode ser interpretado "como o elemento que instaura a constitutiva natureza interdiscursiva da linguagem". Pois, para Bakhtin, um enunciado vivo – significativamente produzido em dado momento histórico e em determinado meio social – toca vários fios dialógicos, tecidos pela consciência social e ideológica em torno do objeto de tal enunciado.

Esses fios dialógicos vivos – como outros discursos – são, intertextualmente, constitutivos do tecido de toda produção discursiva. Por isso, todo e qualquer discurso é polifonicamente tecido, num jogo de várias vozes que concorrem, se cruzam, se complementam, se contradizem. Além disso, enunciados distanciados pelo tempo e pelo espaço também podem revelar uma relação dialógica à medida que forem confrontados em função de um sentido a ser estabelecido, apontando para o fato de as relações dialógicas serem relações de sentido.

O enunciado elabora-se em função do outro, cujo papel assume posição de destaque na relação dialógica, pois cada enunciado espera uma resposta, uma reação por parte do outro. Os outros, para os quais a palavra é dirigida, não são meros espectadores, mas, antes, participantes ativos no curso da comunicação verbal viva e real. Assim, a compreensão é um processo ativo, pois quem compreende participa do diálogo, interferindo na enunciação com base em suas significações anteriores. A enunciação, por sua vez, é considerada por Bakhtin o real objeto da lingüística, pois é ela que se realiza no curso da comunicação. Produto da interação de dois indivíduos socialmente organizados, a enunciação é delimitada pela situação imediata, sem perder de vista a estrutura social mais ampla em que se insere, refletindo seu caráter ideológico.

A consciência individual, para Bakhtin, é fruto dessa interação, dessa atividade dialógica que se concretiza como signo ideológico. Nesse sentido, deixando de perceber o signo como algo inerte, encerrado no interior de um sistema lingüístico abstrato, podemos encará-lo como uma categoria dialética e dinâmica. Para esse autor, o signo emerge no terreno interindividual, sendo a sua forma e o seu significado produzidos na dinâmica da interação social. Por isso, antes de ser estático e unilateral, o signo é polissêmico, pois reflete e refrata a realidade, uma vez que está perpassado por índices de valores sociais. Esse signo vivo nasce na experiência exterior para compor a atividade mental. Disso decorre a conclusão de que a consciência se organiza com base na própria interação verbal. Para melhor explicitar essa questão, rememo-nos às palavras do próprio Bakhtin (1992b, p. 58):

> O indivíduo enquanto detentor dos conteúdos de sua consciência, enquanto autor dos seus pensamentos, enquanto personalidade responsável por seus pensamentos e por seus desejos apresenta-se como um fenômeno puramente socioideológico. Esta é a razão por que o conteúdo do psiquismo "individual" é, por natureza, tão social quanto a ideologia e, por sua vez, a própria etapa em que o indivíduo se conscientiza de sua individualidade e dos direitos que lhe pertencem é ideológica, histórica e inteiramente condicionada por fatores sociológicos.

Conforme as postulações do autor, a consciência individual se constitui na interação, assumindo um caráter dialógico em relação ao mundo exterior e ao mundo interior, pois sujeito e linguagem interagem mutuamente. Os limites impostos pela linguagem nas formas de perceber e compreender o mundo podem ser superados pelo sujeito, à medida que este sujeito tem a possibilidade de agir com e sobre a linguagem. Afinal, a relação entre sujeito e linguagem se constitui e se modifica continuamente, indicando que cada sujeito tem sua história de relação com a linguagem. Dessa forma, atitudes singulares durante o processo de apropriação da escrita manifestam o modo particular com que cada aluno-sujeito se relaciona com essa modalidade de linguagem, refletindo e atuando sobre ela.

Na prática viva da língua, os indivíduos não se relacionam com um código abstrato, por meio do qual codificam e decodificam estruturas lingüísticas acabadas. Em vez disso, eles se influenciam mutuamente, com base em enunciações de situações reais. Por isso, o professor, o fonoaudiólogo, o psicólogo, o médico ou qualquer profissional diante de crianças ou adultos que estão se apropriando da leitura e da escrita devem considerar que esses sujeitos têm suas histórias de vida situadas em um meio social. Esses sujeitos não podem ser encarados como espectadores inertes que registram passivamente certas formas normativas e fragmentadas da língua. Se a consciência é determinada pela interação verbal, será, então, na própria interação que esses profissionais encontrarão espaço para desenvolver suas funções.

Ainda que de passagem, convém comentar, adiantando a análise que apresentamos no decorrer deste trabalho, que muitos dos chamados erros e desvios dos aprendizes da escrita, tomados por profissionais do ensino como sintomas de distúrbios ou incapacidades, apontam para o fato de tais profissionais desconsiderarem o processo de interação, a atividade de elaboração/reelaboração da escrita, o próprio sujeito-aprendiz, bem como a sua história de vida e de relação com a escrita. Nessa direção, salientamos a necessidade de o sistema educacional incluir em suas análises os efeitos de práticas discursivas. Porque, quando essas práticas, pautadas na interpretação do dito erro como manifestação patológica, agem sobre a criança, produzem nela a sistematização de um distúrbio que, na realidade, revela interpretações que desintegram a relação sujeito–linguagem.

Seguindo com Bakhtin (1992b, p. 49), podemos entender que a realidade psíquica é invariavelmente de natureza semiótica, pois não é possível analisá-la e compreendê-la senão como um signo. O autor afirma que "o organismo e o mundo encontram-se no signo". Tendo em vista que o signo é um elemento da realidade externa que compõe o universo da interação verbal, a formação e a organização da atividade mental não se constituem no interior do sujeito mediante características puramente biológicas ou psicológicas que lhe são inerentes, mas no próprio fluxo das relações dialógicas.

Rejeitando uma visão que privilegia única e exclusivamente os processos internos dos alunos, é possível encontrar em Bakhtin um posicionamento que apreende o homem – a criança, o aluno – como sujeito histórico-social em permanente troca dialética com seu mundo. Nesse posicionamento, podemos compreender que um evento se revela a cada um de nós de modo diferente, pois o lugar que cada um ocupa é único e indivisível. Essa reflexão nos abre a possibilidade de enfocar a constituição da subjetividade com base em índices sociais que compõem um conjunto de valores, refletindo visões de mundo. Afinal, o território interno de cada um não é soberano, pois é com o olhar do outro que nos comunicamos com o próprio interior.

> Tudo o que me diz respeito, a começar por meu nome, e que penetra em minha consciência vem-me do mundo exterior, da boca dos outros (da mãe etc.), e me é dado com a entonação, com o tom emotivo dos valores deles. Tomo consciência de mim, originalmente, através dos outros: deles recebo a palavra, a forma e o tom que servirão para a formação original da representação que terei de mim mesmo [...]. Assim como o corpo se forma originalmente dentro do seio (do corpo) mater-

> no, a consciência do homem desperta envolta na consciência do outro. É mais tarde que o indivíduo começa a reduzir seu eu a palavras e a categorias neutras, a definir-se enquanto homem, independentemente da relação do *eu* com o *outro*. (Bakhtin, 1992a, p. 378)

Quando o tom emotivo e as palavras povoadas de sentido vêm do outro, retornando para nós, constituímos nossa subjetividade em função dos conteúdos sociais e afetivos que esse tom valorativo e essas palavras nos revelam. Portanto, o texto de uma criança, de um jovem, de um adulto tomado como portador de um distúrbio de aprendizagem não pode ser meramente considerado produto de formas lingüísticas distantes do emaranhado de valores que permeiam o encontro das suas relações dialógicas internas (individuais) e externas (sociais).

Entendendo que não existem enunciados neutros, tampouco significação monológica isolada, podemos afirmar que, no processo dialógico – o qual circunscreve a existência humana –, a apropriação da linguagem pressupõe, invariavelmente, a possibilidade de significar. Nesse processo, ao nos aproximarmos da concepção de que o discurso liberta o sujeito de sua condição de mero organismo abstrato, ou seja, de sua condição de objeto, ressaltamos a necessidade de situar o sujeito-aprendiz em uma dimensão histórica e social. Questões referentes à apropriação da escrita anunciam uma perspectiva que não se resume ao desenvolvimento orgânico, mas compreende o próprio universo de representações da consciência marcada pela intersubjetividade.

A criança que está se apropriando da escrita não é um mero organismo abstrato, ela é afetada pelos sentidos veiculados em diferentes espaços sociais – na clínica médica, no posto de saúde, na escola –, que avaliam suas produções escritas e significam suas supostas falhas como dificuldades, distúrbios, dislexias. Sob uma visão biologizante, esses espaços sociais idealizam o sujeito-aprendiz e o abstraem dos efeitos de sentido veiculados pela linguagem, tornando-o passível de mensuração por meio de escalas médias de desenvolvimento. "Desvios" que não coincidam com a prescrição de tais escalas são interpretados como déficits que podem indicar problemas orgânicos, cognitivos, emocionais ou familiares inerentes ao indivíduo, autorizando que o processo de escolarização seja analisado por critérios perpassados pelo pensamento naturalista.

É preciso que o sistema educacional deixe de enfocar relações gramaticais e impessoais. Apenas as relações entre enunciados, dotados de autor e de destino, podem apreender o sujeito que fala, que escreve, e, assim, depreender o encontro da linguagem com a vida. Segundo Bakhtin (1992a, p. 282): "a língua penetra na vida através dos enunciados concretos que a realizam, e é também através dos enunciados concretos que a vida penetra na língua". Por isso, pelo seu caráter intersubjetivo, o enunciado verbal não se limita ao indivíduo que o expressa, mas pertence também ao seu grupo social.

Esse caráter intersubjetivo do enunciado nos leva a refletir sobre o medo e o bloqueio que as crianças diagnosticadas como portadoras de dislexia ou de distúrbio relacionado à linguagem escrita apresentam quando produzem seus textos, bem como os comentários que fazem durante tal produção. Elas falam e por vezes escrevem sobre o medo que têm de "errar", de "rasurar", de mostrar instabilidades e de, por isso, sublinharem a noção, imposta pelo outro, de que são incapazes, debilitadas, portadoras de um distúrbio, de uma dislexia. Assim, hesitam diante da escrita, escrevem textos curtos e buscam, o máximo que podem, manter-se afastadas dessa atividade, afirmando que não sabem escrever, que não conseguem, que escrevem errado.

Porém, em vez de seguirmos os moldes de uma proposta que abstrai o indivíduo da relação estabelecida com a palavra do outro e, por aí, justificar essa situação em função de questões inerentes ao sujeito – sua realidade interior psicofisiológica –, tomamos como unidade de análise, conforme proposta anunciada por Bakhtin, o vínculo indivíduo–sociedade em uma dimensão histórica. Entendemos que o medo e o bloqueio apresentados pelo sujeito dito disléxico ou portador de um distúrbio ou dificuldade refletem, de maneira intersubjetiva, os valores do seu grupo social. Afinal, o discurso em torno do medo é marcado pelas condições de sua produção e de sua significação.

Nesse caso específico, a significação da condição de ser tomado como portador de dislexia ou de um distúrbio de aprendizagem da escrita constitui-se na tensão estabelecida por diferentes vozes que cruzam a história pessoal do sujeito. Reelaborando os enunciados dos outros – do professor, do colega, do médico, da família, do fonoaudiólogo, do psicólogo – e transformando-os em enunciados individuais, esse sujeito apropria-se de conceitos e valores – errar/acertar, ser normal/anormal (portador de dislexia), saber/não saber –, os quais incorpora, recusa, modifica.

Por isso, o medo, a insegurança, a relutância diante da escrita, antes de ser tomados como manifestações sintomáticas de suposta debilidade individual – seja de ordem orgânica, cognitiva ou psicoafetiva, conforme apontado no capítulo anterior –, refletem a aproximação e, ao mesmo tempo, o confronto com a palavra do outro. Conforme argumenta Bakhtin (1992b, p. 317), "nosso próprio pensamento nasce e forma-se em interação e em luta com o pensamento alheio". Tomando a elaboração do conhecimento como um processo que se constitui socialmente, ressaltamos a necessidade de refletir sobre os efeitos que uma visão patologizadora – do distúrbio, da imaturidade, da disfunção, da lesão, da dislexia – produz sobre processos de construção da escrita e de constituição de subjetividades.

Com o objetivo de prosseguir em nossa reflexão, ao lado dos pressupostos teóricos de Bakhtin, defrontamos com o pensamento de Vygotsky, que entende a interação verbal como constitutiva dos processos cognitivos com base na inserção do homem em determinado grupo social. Rompendo com as tendências da psicologia contemporânea, Vygotsky (1991b) fundamenta-se em uma perspectiva social e assume que o processo do desenvolvimento psicológico tem sua origem na dinâmica interativa.

Ao superar a dicotomia social/individual, esse autor explica a gênese social do desenvolvimento humano enfatizando que o plano intersubjetivo, como plano de relação do sujeito com o outro, permite elevar as formas de ação individual. De acordo com Vygotsky (1991a), é por meio da relação com o(s) outro(s) que o sujeito estabelece relações com objetos de conhecimento. Dessa forma, aponta para o signo como mediador social que emerge no espaço da interindividualidade, privilegiando o papel que a linguagem assume no desenvolvimento do conhecimento, pelo fato de ela, ao mesmo tempo, integrar os processos mentais e mediá-los com o mundo social.

O desenvolvimento do conhecimento resulta de um processo de internalização de valores produzidos entre os sujeitos:

> *Um processo interpessoal é transformado num processo intrapessoal.* Todas as funções no desenvolvimento da criança aparecem duas vezes: primeiro, no nível social, e, depois, no nível individual; primeiro *entre* pessoas (*interpsicológica*), e, depois, *no interior da* criança (*intrapsicológica*) [...]. Isso se aplica igualmente para atenção voluntária, para memória lógica e para formação de conceitos. Todas as funções superiores originam-se das relações reais entre indivíduos humanos. (Vygotsky, 1991a, p. 64)

Tendo em vista uma necessária interdependência nos processos inter e intrapessoais, não é possível pensar na gênese do desenvolvimento cognitivo somente segundo recursos individuais e inerentes à estrutura neurobiológica do indivíduo, conforme sugerido por diferentes conceitos que procuram explicitar a chamada dislexia. A cognição da criança, sua atenção, bem como sua memória, são aspectos de seu desenvolvimento que se dão, primeiramente, no plano social para, em um segundo momento, integrar a dimensão individual. Além disso, as ações internalizadas não são reproduções de ações externas, mas dependem de transformações de processos externos em processos internos, mediadas por operações simbólicas.

Ressaltando o papel constitutivo das atividades interativas, ao discutir questões relacionadas à apropriação da escrita, Vygotsky critica métodos tradicionais de alfabetização embasados em treinamentos artificiais e afirma:

> [...] ensina-se as crianças a desenhar as letras e construir palavras com elas, mas não se ensina a linguagem escrita. Enfatiza-se de tal forma a mecânica de ler o que está escrito que acaba-se obscurecendo a linguagem escrita como tal. (Vygotsky, 1991a, p. 119)

O autor aponta que a escrita, muito além de simples habilidade motora, constitui um sistema particular de símbolos que se impõe como crucial em todo o desenvolvimento cultural da criança. Para Vygotsky, a linguagem escrita configura-se como um simbolismo de segunda ordem relacionado aos sons da fala e, por isso, é secundária à linguagem oral. Gradualmente, à medida que a fala, como elo intermediário, desaparece, a escrita vai sendo dominada pela criança.

Nesse processo, portanto, é por meio da linguagem oral que aspectos da escrita passam a ser internalizados. Depois, em um segundo momento, a linguagem escrita acaba por constituir-se como um sistema simbólico de primeira ordem, independente da oralidade. A linguagem escrita, ao ser internalizada, transforma-se, assim como a própria linguagem oral, passando a constituir as funções internas da criança.

Para esclarecer o processo de internalização, Vygotsky propõe a noção de desenvolvimento proximal, apontando para a existência de dois níveis de desenvolvimento: o real e o potencial. O desenvolvimento real refere-se ao resultado dos ciclos de conhecimento já internalizados e consolidados. O nível potencial configura-se com base em funções ainda não amadurecidas pelo sujeito, as quais, em cooperação com o outro, podem se desenvolver. A zona potencial de desenvolvimento marca a distância entre o que o sujeito faz, em um primeiro momento, com o auxílio e a mediação do outro e aquilo que, em um segundo momento, ele pode fazer de forma autônoma e internalizada.

Vale ressaltar que a internalização de um objeto de conhecimento não implica um exercício de cópia desse objeto, mas envolve transformação de fenômenos sociais em fenômenos psicológicos mediante um processo de significação. Dependente de mediação sígnica, a internalização do conhecimento desenvolve-se, fundamentalmente, conforme já anunciado, por meio da linguagem. E a internalização da escrita não escapa desse processo, à medida que a escrita – ela própria um objeto de conhecimento – torna-se autônoma depois de ter se servido da linguagem oral para significá-la.

Levando em consideração que a oralidade, em princípio, interfere no processo de elaboração do conhecimento da linguagem escrita, é possível entender que o aprendiz, para escrever, busca apoio na fala corriqueiramente. Por isso, trocas de algumas letras relacionadas, por exemplo, aos sons surdos/sonoros ou, ainda, segmentações inadequadas de alguns vocábulos envolvendo junturas vocabulares são, longe de manifestações patológicas, atitudes que acompanham a apropriação da escrita. São resultantes da interferência de parâmetros orais e revelam o próprio processo de internalização do objeto escrito.

Cabe ressaltar que o não-entendimento de questões como essas, que integram a internalização da escrita como um objeto de conhecimento, tem levado educadores, médicos, fonoaudiólogos e psicólogos a interpretações equivocadas que culminam com a noção de dislexia ou distúrbio de aprendizagem da escrita. Esses profissionais precisam ter claro que o domínio desse sistema complexo de signos não é alcançado pela criança por meio de treinos mecânicos, impostos por metodologias que relegam a linguagem escrita – invariavelmente constitutiva de sentido(s) – a um segundo plano. De acordo com Vygotsky, a apropriação da escrita depende do desenvolvimento das funções psicológicas superiores, em um processo não linear e descontínuo que se apresenta marcado tanto por involuções como por evoluções. Por isso, instabilidades ou inconstâncias apresentadas pelo aprendiz, ao contrário do que afirma a literatura que discorre sobre a dita dislexia, não devem ser tomadas como manifestações de um distúrbio.

A construção da escrita envolve transformação, elaboração e reelaboração com base em um trabalho não linear. Devemos evitar interpretações ingênuas que tomam a apropriação dessa manifestação lingüística como um processo meramente evolutivo, organizado pelo acúmulo gradual de assimilações de letras, palavras e frases, isoladas de uma atividade com a escrita viva e real.

> Esse processo descontínuo pode confundir o investigador que espera encontrar um desenvolvimento linear de somatórias de aquisições. O que ocorre é um movimento de idas e vindas em direção ao objeto pretendido, sem que necessariamente aquilo que foi apreendido antes se mantenha inalterado. (Lacerda, 1995, p. 20)

O trabalho vinculado à aprendizagem da leitura e da escrita deve desenvolver-se em função de atividades em que essa modalidade de linguagem possa ganhar sentido tornando-se necessária para a criança, o jovem ou o adulto em situações de troca com o outro, de ação conjunta que integrem o cotidiano. Afinal, se, conforme nos revela Vygotsky, é por meio dos outros que as relações entre o sujeito e o objeto de conhecimento são estabelecidas, então a construção e o domínio da escrita dependem de uma ação compartilhada na qual a criança, em conjunto com outro mais experiente, se apropria da linguagem escrita como um objeto munido de sentido.

Embora o movimento desse sujeito mais experiente não seja previsto nos trabalhos de Vygotsky, pois, segundo nos aponta Mayrink-Sabinson (1997c, p. 38), "esse outro vygotskyano aparece como já pronto, estabilizado, permanente" e, portanto, preso a uma linguagem estável e constituída, não é possível desprezar as contribuições que esse autor traz ao nosso estudo, sobretudo ao considerarmos o seu mérito em assinalar o papel fundamental desempenhado pela linguagem na constituição de processos cognitivos. A compreensão de tal papel nos liberta de visões reducionistas que tomam a cognição como resultante de formas internas concebidas em um primeiro momento de questões puramente biológicas. Ela nos ajuda a entender que a linguagem assume a posição de mediadora entre o mundo social e o biológico, ou seja, que a relação do homem com a realidade é mediada pela linguagem.

Entretanto, considerando a linguagem como interação que constitui não apenas o incremento cognitivo, mas também objeto de reflexão e de análise, seguimos com Franchi (1987; 1992), que assume o fenômeno lingüístico como uma ação constitutiva da subjetividade, da alteridade e, ao mesmo tempo, como um trabalho constantemente modificado pelo sujeito que atua sobre a própria linguagem.

A LINGUAGEM COMO ATIVIDADE CONSTITUTIVA

A linguagem, de acordo com Franchi (1992), é uma atividade. E, nesse sentido, é concebida como uma ação, como um trabalho coletivo, social e histórico constitutivo de recursos expressivos próprios de uma língua natural, bem como das regras de utilização dessas expressões em determinadas situações e condições de uso efetivo. Portanto, assim como Bakhtin, Franchi não propõe uma linguagem-objeto, mas uma linguagem que se realiza. Assumindo que a língua deve ser interpretada segundo um sistema de referências[1] no qual são estabelecidas, culturalmente, categorias e relações, esse último autor aponta para a indeterminação da linguagem.

Na dimensão sintática, essa indeterminação caracteriza-se pelo fato de os enunciados não se mostrarem suficientemente capazes de nos conduzir a uma única interpretação. Ao contrário, a interpretação de cada enunciado é dependente de recursos expressivos associados ao contexto, à situação, à relação entre os interlocutores, às "regras" conversacionais. Do ponto de vista semântico, a linguagem também é indeterminada, uma vez que os recursos expressivos utilizados nos processos interativos são, em si, insuficientes para a identificação tanto de objetos referidos quanto dos sistemas de referências historicamente constituídos. Por fim, como as expressões naturais são indeterminadas, no âmbito das relações pragmáticas, é na própria linguagem – no seu uso efetivo – que somos capazes de selecionar coordenadas que orientam a interpretação para aspectos da situação discursiva.

> A linguagem, pois, não é um dado ou resultado; mas um trabalho que dá forma ao conteúdo de nossas experiências, trabalho de construção, de retificação do "vivido" que ao mesmo tempo constitui o sistema simbólico me-

[1] Segundo Geraldi (1995), "sistema de referências" é uma expressão que pode se referir à organização informal de modos de ver o mundo, o qual é compreendido conforme determinada cultura histórica.

> diante o qual se opera sobre a realidade e constitui a realidade como um sistema de referências em que aquele se torna significativo. Um trabalho coletivo, em que cada um se identifica com os outros e a eles se contrapõe, seja assumindo a história e a presença, seja exercendo suas opções solitárias. (Franchi, 1992, p. 31)

A língua como sistema simbólico assume seu caráter significativo na medida em que se remete a um sistema de referências produzido nas relações interlocutivas, as quais se situam em dada formação social. Portanto, é na linguagem que:

> se produz, do modo mais admirável, o processo dialético entre o que resulta da interação e o que resulta da atividade do sujeito na constituição dos sistemas lingüísticos, as línguas naturais de que nos servimos. (Franchi, 1987, p. 12)

É na interação social

> que se "dicionariza" o significado dos elementos lexicais, que as expressões se conformam a princípios e regras de construção, que se organizam os sistemas de representação de que se servem os falantes para interpretar essas expressões, que se estabelecem as coordenadas que permitem relacionar essas expressões a determinadas situações de fato. (*Ibidem*)

E é na própria interação social, ressalta Franchi, que o sujeito se apropria do sistema lingüístico, construindo, com os outros, os objetos lingüísticos a serem utilizados no momento em que constitui a si como locutor e aos outros como interlocutores.

Essa concepção nos permite compreender que a linguagem é um objeto que só se explica como conseqüência de um trabalho coletivo, histórico e social que resulta em um conjunto de recursos próprios das línguas naturais, os quais se organizam em função de critérios de uso. Esse trabalho discursivo produz, ininterruptamente, a língua como uma sistematização aberta, cumprindo, em um só tempo, a diferenciação – verificável a cada construção de sentido – e a repetição, que se caracteriza pelo retorno das mesmas expressões com os mesmos significados em diversas situações.

A concepção de linguagem proposta por Franchi nos leva a assumir que a apropriação da escrita não pode ser entendida como a emergência de um sistema lingüístico predeterminado ou de um modelo que se reproduz. Antes disso, constitui um processo conjunto de construção de objetos lingüísticos envolvendo o jogo dialógico, a utilização do interlocutor como base para parâmetros de uso e estruturação da escrita, a construção conjunta da significação. Essa perspectiva nos possibilita interpretar os chamados erros e faltas durante a construção da escrita não como manifestações de uma doença – sintomas disléxicos –, mas como fatos integrantes do próprio processo de construção dessa modalidade de linguagem. Afinal, a apropriação da escrita não se resume à mera reprodução de um modelo, mas depende da interação dialógica como atividade constitutiva.

De acordo com Geraldi (1995), o movimento constitutivo da linguagem é recuperado pela sua historicidade. Para esse autor, a própria historicidade nos permite compreender que a linguagem não é nem totalmente transparente e unívoca, nem totalmente vaga, mas que entre essas duas posições extremas está o trabalho dos sujeitos, realizado em dois níveis interdependentes. Por um lado, o trabalho relacionado à produção histórica e social dos sistemas de referência segundo os quais os recursos expressivos se tornam significativos e, por outro, aquele das operações discursivas que, remetendo aos sistemas de referência, nos possibilita a intercompreensão, embora as expressões usadas mostrem-se insuficientes para a determinação de seu sentido.

Nessas operações, conforme Geraldi (1995), há ações que os sujeitos fazem com a linguagem sobre o outro, outras que os sujeitos fazem sobre a linguagem, e ainda ações da própria linguagem na constituição dos sujeitos.

Com relação às ações que os sujeitos fazem com a linguagem, o autor afirma que, no espaço da interlocução, os interlocutores agem continuamente uns sobre os outros. Em opiniões, modos de ver e de se colocar no mundo, desejos, preferências, eles se influenciam. Com base nessa influência mútua, uma vez que os sujeitos não estão prontos tais quais cristalizações imutáveis, eles provocam e sofrem modificações, alterando suas crenças e as relações estabelecidas com os outros, pela incorporação de novas categorias.

No que se refere às ações que os sujeitos fazem sobre a linguagem, essas tomam por objeto os recursos lingüísticos visando à atenção do interlocutor e também à determinação do sentido. Segundo Geraldi, tais ações, operando entre aquilo que está estabilizado historicamente e a produção de certa novidade no discurso, abrem espaço para novas determinações relativas da língua. Por isso, provocam modificações no sistema de referências, uma vez que constroem novas maneiras de representar o mundo, produzindo novos sentidos para recursos expressivos.

Por fim, quanto às ações da linguagem, o autor explicita o fato de os sujeitos – como participantes de processos interacionais – serem constituídos pelo trabalho lingüístico. A ação da linguagem na constituição dos sujeitos pode ser enfocada de dois modos diferentes. Um deles, relacionado à interferência da língua na construção de raciocínios lógico-lingüísticos, pode ser exemplificado mediante análise do processo de apropriação da linguagem, quando a criança produz verbos tais como: "fazi", "di", "cabeu"; ou, ainda, quando ela constrói estruturas sintáticas do tipo: "Quem saiu esse esmalte do dedo?" Tanto a produção do enunciado como as construções verbais não podem ser explicadas como resultado da interação estabelecida com o adulto. Antes disso, devem ser atribuídas à análise e à reflexão que a própria criança faz acerca de itens lexicais submetidos a formas estabilizadas do sistema lingüístico, bem como das estruturas sintáticas de enunciados.

Esses são exemplos de ações da linguagem sobre o raciocínio da criança, o qual se desenvolve em torno de possibilidades estruturais da língua. Nesse sentido, a emergência de "desvios" – como as construções apresentadas acima – não denota debilidades ou impossibilidades, mas deriva das restrições que as diferentes estruturas impõem, apontando para o fato de as crianças manipularem a linguagem no momento em que a estão construindo.

O outro modo de a linguagem agir na constituição dos sujeitos está, conforme Geraldi, relacionado à construção de sistemas de referência. Para o autor, nós nos constituímos como sujeitos à medida que incorporamos os sistemas de referências revelados por discursos historicamente dados e, dessa maneira, sob a ação da atividade lingüística, constituímos – no espaço interacional – um modo de enxergar e de compreender o mundo.

Esses três tipos de ação – com, sobre e da linguagem – são interdependentes e se concretizam porque a linguagem pode remeter-se a si mesma.

> Com a linguagem não só representamos o real e produzimos sentido, mas representamos a própria linguagem, o que permite compreender que não se domina uma língua pela incorporação de um conjunto de itens lexicais (o vocabulário); pela aprendizagem de um conjunto de regras de estruturação de enunciados (gramática); pela apreensão de um conjunto de máximas ou princípios de como participar de uma conversação ou de como construir um texto bem montado sobre determinado tema, identificados seus interlocutores possíveis e estabelecidos os objetivos visados como partes pertinentes para se obter a compreensão. (Geraldi, 1995, p. 17)

A apropriação da linguagem implica um ato de reflexão sobre ela, e os três níveis de ação lingüística, comentados anteriormente, demandam essa reflexão. Desse modo, adiantando a análise proposta nos próximos capítulos, não podemos deixar de comentar, ainda que brevemente, que o entendimento das ações lingüísticas traz várias conseqüências para o nosso estudo.

Primeiro, porque enfatizamos que a apropriação da escrita não se dá de forma passiva, pela incorporação de recortes restritivos da língua. Ao contrário, tal apropriação depende de atividades de reflexão. Segundo, pelo fato de compreendermos que os sujeitos agem com e sobre a linguagem em um processo constante de análise, o qual pode resultar em hipóteses que nem sempre coincidem com a convenção ortográfica. Enquanto estão aprendendo a escrever, como resultado da própria reflexão com e sobre a linguagem, é previsível que os aprendizes troquem, suprimam ou adicionem letras em palavras ou sentenças, apresentem separação inadequada de vocábulos, usem inadvertidamente determinadas regras para a estruturação de sentenças. Assim, contrariando a noção de erro como manifestação sintomática de um distúrbio de aprendizagem, essas atitudes revelam a atuação do aprendiz com e sobre a escrita que está sendo construída.

E, para finalizar, no que se refere à ação da linguagem na constituição dos sujeitos, convém comentar a formação da identidade do aluno que é tomado como portador de dislexia. Tendo em vista que, no espaço interacional, compreendemos o mundo e a nós mesmos, o convívio com a indicação de ser portador de um distúrbio de aprendizagem da escrita leva o aluno a construir sobre si e sobre a própria escrita uma imagem negativa. Além de tomar a si próprio como alguém que não sabe, que não consegue aprender, a sua história de relação com a escrita se estabelece de tal forma que contribui para o fracasso do aprendiz, que entra em um círculo vicioso: não desenvolve o gosto pela escrita, evita escrever para se distanciar de uma visão depreciativa sobre si mesmo e, quanto menos enfrenta o processo de apropriação dessa modalidade de linguagem, mais corrobora a suposta noção de que é incapaz.

Em nossa prática clínico-fonoaudiológica, temos acompanhado vários casos de crianças que são rotuladas pelo professor e por outros profissionais como disléxicas ou portadoras de dificuldades de aprendizagem. Essas crianças, em geral, mesmo sem apresentar qualquer alteração capaz de justificar tal rótulo, introjetam uma dificuldade, um distúrbio, com importantes repercussões sobre a auto-estima, as quais podem se estender por toda a vida adulta, comprometendo a formação da identidade desses sujeitos. Afinal, cada sujeito-aprendiz desenvolve seu autoconceito com base em práticas discursivas, estabelecidas com o outro.

Acabamos por acompanhar clinicamente crianças que, ao serem tomadas como portadoras de um distúrbio de aprendizagem relacionado à escrita, assumem a posição de incapazes, inábeis, impossibilitadas. A posição de incompetência que é assumida e o conseqüente afastamento da escrita resultam exatamente dos efeitos de um discurso patologizador e contraproducente que é lançado sobre a criança, levando o trabalho clínico-fonoaudiológico a fundamentar-se em efeitos de sintomas[2], e não em sintomas propriamente ditos[3].

O panorama teórico que estamos apresentando nos permite entender que constituímos a realidade e produzimos sentidos – inclusive efeitos de sentido sintomático – com base no fenômeno lingüístico. Uma vez que a linguagem, conforme nos apontam Bakhtin e Franchi, não é um mero

[2] Estamo-nos referindo aos efeitos de sentido de uma enunciação produzida por grupos de professores, médicos, psicólogos, fonoaudiólogos, os quais, situados em um lugar hierarquicamente superior ao aprendiz, colocam-no na posição de portador de um distúrbio. Assumindo essa posição, ele enuncia-se como alguém que, ao manipular a escrita, produz sintomas patológicos. De acordo com Possenti (2002), os sentidos estão associados aos materiais verbais e resultam de enunciações prévias desses mesmos materiais. Assim, pelo fato de a enunciação do mesmo material verbal produzir efeitos de sentidos diversos, a condição distinta fundamental depende da diversa posição de classe ou grupo dos enunciadores.

[3] Para maior aprofundamento sobre produções escritas e efeitos sintomáticos, ver Leite (2000).

objeto já pronto e estabilizado, tampouco a representação do pensamento individual, mas uma prática que se dá na relação interpessoal, entendemos que a análise e a interpretação dos objetos lingüísticos produzidos pelo sujeito que constrói e usa a escrita devem ser colocadas na perspectiva do texto.

Não se trata de texto como uma seqüência de expressões caracterizadas por critérios combinatórios ou extensionais. Aliás, neste livro, convém ressaltar, não estamos preocupados com a caracterização do texto segundo sua extensão ou do número de elementos lexicais e frasais que o compõem. Nossa atenção está voltada para o texto como prática interpessoal que envolve um eu e um outro nas situações de uso efetivo da linguagem. Nos termos de Geraldi (1995, p. 98), estamos tomando o texto como "produto de uma atividade discursiva onde alguém diz algo a alguém".

O TEXTO

Entendendo, conforme Geraldi (1995), que no texto a língua se manifesta, quer como conjunto de formas, quer como discurso que remete a uma relação intersubjetiva constituída no próprio processo de enunciação, tomamos produções textuais como o centro de nosso trabalho. Assim, procuramos ultrapassar posições descritivas e avaliativas que, segundo uma visão monológica, procuram encaixar fatos da escrita em quadros patológicos – dislexias, distúrbios de aprendizagem, dificuldades de leitura e escrita – adotando tarefas que envolvem reconhecimento e discriminação de letras, sílabas, palavras ou frases isoladas de um contexto significativo.

Em situação contrária, assumindo a relação interlocutiva como princípio básico a orientar o processo de apropriação e domínio da escrita e tomando o texto como o lugar no qual a linguagem se revela em sua totalidade, convém explicitar que para a produção de qualquer unidade textual é necessário considerar que:

> a) se tenha o que dizer;
> b) se tenha uma razão para dizer o que se tem a dizer;
> c) se tenha para quem dizer o que se tem a dizer;
> d) o locutor se constitua como tal, enquanto sujeito que diz o que diz para quem diz [...];
> e) se escolham as estratégias para realizar (a), (b), (c), (d). (*Ibidem*, p. 137)

Além desse quadro de condições necessárias para a produção textual, o qual marca o ponto de partida de nossa análise, buscamos embasamento em conceitos da lingüística textual, cujo objeto particular de investigação não é a palavra ou a frase isolada, mas o texto como unidade básica de manifestação da linguagem. Portanto, concebemos o texto, conforme Koch (2002), como um evento dialógico – em que um sujeito está em interação com outros sujeitos, estabelecendo um diálogo constante – no qual convergem ações lingüísticas, cognitivas e sociais. Bronckart (1999), nessa mesma direção, afirma que a noção de texto designa toda unidade de produção de linguagem – oral ou escrita – que veicula uma mensagem lingüisticamente organizada, produzindo um efeito de coerência sobre o outro a quem se destina a produção textual.

Esse outro mobiliza todos os componentes do seu conhecimento e estratégias cognitivas para ser capaz de interpretar o texto como dotado de sentido. Nos termos de Koch (2003b, p. 19):

> [...] espera-se sempre um texto para o qual se possa produzir sentidos e procura-se, a partir da forma como ele se encontra lingüisticamente organizado, construir uma representação coerente, ativando, para tanto, os conhecimentos prévios e/ou tirando as possíveis conclusões para os quais o texto aponta.

Dessa maneira, chamamos a atenção de profissionais envolvidos com a apropriação da escrita para a necessidade de tratarmos a produção e a compreensão de textos em função de uma situação interativa. Assim, evitamos tomar a leitura e a escrita de aprendizes – fora do espaço interlocutivo – como recortes fragmentados da língua, desprovidos de significação, para participarmos como co-autores interativos na construção do sentido.

Com vistas a tal construção, o produtor do texto tem, por seu lado, um "projeto de dizer", enquanto o leitor busca a significação por meio da mobilização do contexto, bem como de pistas e sinalizações que o próprio texto apresenta. No que se refere ao contexto, Koch (2003b) afirma que este engloba o co-texto, ou seja, o material verbal que compõe o texto; a situação de interação imediata; a situação de interação mais ampla que reflete questões sociais, políticas e culturais; bem como o contexto cognitivo, entendido como todo tipo de conhecimento, mobilizado tanto pelo produtor como pelo leitor do texto: o conhecimento lingüístico, o conhecimento de mundo, o conhecimento da situação comunicativa e de suas "regras", o conhecimento tipológico que envolve gêneros textuais e, também, o conhecimento de outros textos que permeiam a nossa cultura, envolvendo a intertextualidade.

De acordo com Koch (2002), produtor e leitor de textos assumem, dessa forma, a condição de estrategistas, pois, para jogarem o jogo da linguagem, mobilizam uma série de estratégias de natureza cognitiva, sociointeracional e textual. Entendendo que tais estratégias consistem em hipóteses sobre a estrutura e o significado de um texto, a autora afirma que a estratégia cognitiva baseia-se no uso de conhecimentos capazes de nos levar a construir a produção ou a interpretação de uma unidade textual com base em material explicitamente veiculado no texto e naquele não explicitado e, por isso, dependente do contexto.

As estratégias sociointeracionais visam a estabelecer e manter a bom termo a própria interação verbal, buscando sustentar o fluxo do diálogo, evitando mal-entendidos, estabelecendo a negociação e preservando uma situação de simetria entre os interlocutores. Por fim, as estratégias textuais envolvem um conjunto de escolhas – pistas, marcas, sinalizações – feitas pelos interlocutores para produzir determinados sentidos ao texto, organizando as informações que o compõem e estabelecendo equilíbrio entre o explícito e o implícito.

Portanto, se o sentido do texto não está dado *a priori*, mas se constrói na interação estabelecida entre o próprio texto e os sujeitos, a coerência não é uma propriedade imanente ao texto, mas um princípio de interpretação textual. Koch (2003b) afirma que os sete padrões de textualidade – a coerência, a coesão, a informatividade, a situacionalidade, a intertextualidade, a intencionalidade e a aceitabilidade –, propostos por Beaugrande e Dressler (1981), devem ser encarados como condições capazes de nos conduzir à produção de um evento lingüisticamente interativo, em função de ações de cunho lingüístico, cognitivo e social.

A coerência – entendida como um princípio de interpretabilidade – está, conforme já comentado, diretamente ligada à possibilidade de estabelecermos sentido ao texto, resultando da ação conjunta de aspectos textuais internos e externos. Assim, a coerência diz respeito ao modo como os elementos subjacentes à superfície textual, bem como aqueles relacionados ao contexto, vêm a constituir, para os interlocutores, uma configuração veiculadora de unidades significativas. A coesão, por sua vez, tem por função estabelecer relações entre as partes do texto. Ou seja, a coesão é um fenômeno capaz de interligar vários componentes textuais, organizando-os em seqüências significativas.

Embora a coesão não seja garantia para a produção de um todo significativo, pois existem seqüências lingüísticas que sem elementos coesivos tornam-se coerentes, ela surge como manifestação da coerência no processo de produção e interpretação de elementos textuais. Dessa forma, ambas podem ser entendidas como duas faces do mesmo fenômeno: a coerência vincula-se à coesão, que assinala continuidade entre as diferentes seqüências textuais.

Ainda com relação à coesão e à coerência, convém enfatizar, em grandes linhas, o papel que desempenham a progressão referencial e a progressão tópica como fatores relevantes no estabelecimento da organização e, por conseqüência, do sentido do texto.

No que se refere à progressão referencial – estratégia que diz respeito a introdução, preservação, continuidade, identificação e retomada de referentes textuais –, uma questão fundamental a ser esclarecida é a noção de referência. Tal noção não é tomada neste livro como uma etiquetagem apriorística que estabeleceria uma relação biunívoca entre a linguagem e o mundo. Antes disso, ultrapassando as limitações de uma abordagem formalista do texto, a referência é entendida como uma atividade discursiva, de tal maneira que os referentes – como construtos culturais – são concebidos, nos termos de Mondada e Dubois (2003), como objetos de discurso, e não como objetos do mundo. Tendo em vista que as categorias discursivas e também as cognitivas sofrem modificações constantes e se alteram em função da negociação dos interlocutores e dos seus propósitos enunciativos, essas autoras tomam o ato de referir como processo de construção textual em situações reais de interação. Com o objetivo de ressaltar essa visão processual em relação à significação, adotamos, em concordância com as autoras, a noção de referenciação, e não de referência, uma vez que a primeira concebe um processo lingüístico, cognitivo, contextual; enquanto a segunda percebe somente uma relação direta entre o material lingüístico e o mundo extralingüístico.

Uma vez que a referenciação está sendo tomada como uma atividade que se constitui no discurso, as cadeias referenciais garantem sentido entre seus componentes não somente por uma relação direta – correferência – entre significados, mas também por uma negociação de sentidos que depende da partilha de conhecimentos entre os interlocutores. Assim, a progressão referencial se dá na prática discursiva com base na relação estabelecida entre linguagem, mundo e pensamento.

Quanto à progressão tópica, segundo Koch (1996; 2003b), ela diz respeito à composição dos assuntos tratados ao longo do texto, ou seja, dos tópicos discursivos. Eles podem se realizar de maneira contínua, no caso de haver manutenção da seqüência tópica em andamento, ou descontínua, quando há uma quebra ou ruptura do assunto tratado pelos interlocutores. Cabe ressaltar que a progressão tópica engloba a continuidade temática, que repousa fortemente na continuidade referencial, uma vez que se vincula a procedimentos lingüísticos, segundo os quais o produtor estabelece relações semânticas e/ou pragmático-discursivas entre os segmentos textuais – enunciados, partes de enunciados, parágrafos – por meio de diversas atividades de recorrência, tais: repetição de itens lexicais, de tempos verbais ou de conteúdos semânticos, como é o caso das paráfrases. Por outro lado, pode haver continuidade temática sem recorrência estrita, em função, por exemplo, da articulação tema-rema, tomando a informação temática como normalmente dada, e a remática como informação nova.

De qualquer forma, entendendo que tanto a continuidade tópica como a referencial se beneficiam de mecanismos anafóricos, convém esclarecer, segundo Marcuschi (2001c, p. 219), a noção de anáfora como termo "usado para designar expressões que, no texto, se reportam a outras expressões, enunciados, conteúdos ou contextos textuais (retomando-os ou não)".

Constituindo um sistema de relações semânticas, cognitivas e discursivas no universo textual, as anáforas não representam simplesmente casos de relações entre duas entidades identificáveis no texto; nesse sentido, precisamos considerar que tais relações baseiam-se em três processos distintos: recategorização, correferenciação e co-significação.

A recategorização funda-se, conforme Marcuschi e Koch (2002, p. 46), "num tipo de remissão a um aspecto co(n)-textual antecedente, que pode ser tanto um item lexical como uma idéia ou um contexto que opera como espaço informacional (mental) para a inferenciação". A correferenciação trata-se de uma remissão que retoma o mesmo indivíduo ou objeto já introduzido, em função de repetições, sinônimos ou designações alternativas para o mesmo referente. É o caso, por exemplo, do uso de apelidos. Já a co-significação se dá com base em uma relação léxico-semântica de elementos lingüísticos que constituem as relações anafóricas.

Para compreendermos melhor esses processos, cabe distinguir as atividades de referir, de remeter e de retomar. Resumidamente, segundo esses autores, referir é uma atividade de designação que se realiza sem fazer relação especular entre a língua e o mundo; remeter é uma ação de processamento indicial na co(n)-textualidade; e, por fim, retomar é uma atividade que garante continuidade de um núcleo referencial, a qual pode, ou não, se dar por meio de uma relação de identidade. Assim, em função desses processos e atividades, o produtor do texto lança mão de diferentes estratégias de textualização – nominais, pronominais, inferenciais – para garantir organização e continuidade às suas construções, conforme observamos nos dados de escrita dos sujeitos desta pesquisa.

Além disso, voltando ao estudo de Beaugrande e Dressler, dependendo dos dados analisados, enfocamos os demais aspectos apontados como condição para a produção de um evento interacional e comunicativo. Assim, a informatividade pode ser entendida como a possibilidade que um texto tem de informar, dependendo do grau de previsibilidade/imprevisibilidade com que se desenvolve. A situacionalidade é um fator intimamente relacionado ao contexto em que uma unidade textual é realizada, pois, dada a situação de produção, um texto pode ser coerente ou não. A intertextualidade, por sua vez, refere-se aos diálogos – as relações de dependência – existentes entre unidades textuais, ou seja, o intertexto é um componente de remissão a outros textos. A intencionalidade é tomada como um fator vinculado ao "querer dizer" do produtor, para cumprir suas intenções e propósitos. Por fim, a aceitabilidade – contraparte da intencionalidade – é entendida como a atitude de reconhecimento do texto por parte do interlocutor, em uma atuação cooperativa que busca atribuir sentido à palavra do autor.

Considerando que essas condições devem, de maneira interligada e simultânea, conduzir-nos à produção de um evento interacionalmente comunicativo, e alinhando-as ao quadro de fatores necessários para uma produção textual, pretendemos analisar produções textuais elaboradas por sujeitos diagnosticados ou rotulados como portadores de um distúrbio de aprendizagem ou dislexia. Nessa análise, buscamos salientar que uma investigação pautada em aspectos textuais nos leva a assumir uma postura que se contrapõe a tal diagnóstico. Afinal, se esses sujeitos são capazes de produzir unidades textuais, como seqüências dialógicas em que convergem ações lingüísticas, cognitivas e sociais, então, contrariando a literatura que discorre sobre a dislexia, eles não podem apresentar um distúrbio relacionado à linguagem escrita, tendo em vista que não existe um problema lingüístico capaz de justificá-lo.

Além de assumirmos uma perspectiva textual que nos distancia de propostas avaliativas usualmente tomadas como parâmetro para diagnosticar a dita dislexia, apresentamos, na seqüência, aspectos gráficos e convencionais da escrita que integram o processo de apropriação dessa modalidade de linguagem e, em função de uma visão de linguagem como um código estático a ser reproduzido, têm sido inadvertidamente interpretados como manifestações disléxicas.

A ANÁLISE DE FATOS CARACTERÍSTICOS DA APROPRIAÇÃO DA ESCRITA

A análise de fatos próprios da apropriação da linguagem que perpassa o nosso trabalho toma por base estudos de diversos autores brasileiros, os quais, considerando a escrita em seu uso efetivo, entendem que a relação entre o sujeito e a linguagem se constitui e se modifica continuamente. Em consonância com os trabalhos de Bakhtin e Franchi, esses autores afirmam que o sujeito, durante o processo de apropriação dessa modalidade de linguagem, constrói e reconstrói, em conjunto com o outro, estratégias, muitas vezes episódicas, para usar o objeto escrito.

De forma geral, entre tais autores, destacamos Abaurre (1987; 1991; 1992; 1994; 1996; 1997a; 1997b), Abaurre-Gnerre (1985), Abaurre e Silva (1993), Cagliari (1989; 1998), Silva (1991), Abaurre, Fiad e Mayrink-Sabinson (1995; 1997), Abaurre, Mayrink-Sabinson e Fiad (2003). As pesquisas desses autores – envolvidas com dados idiossincráticos e singulares – são nossa base para explicar possíveis inadequações de caráter formal e convencional da escrita não como sintomas patológicos, mas como resultados de reflexões e análises lançadas sobre essa realidade lingüística que está sendo construída no próprio texto.

Vários pesquisadores teimaram, por muito tempo, em ver as produções escritas infantis como simples manifestações imperfeitas de um modelo adulto. Esse modelo era tomado como referência para descrever, em termos de "erros", "faltas" e "imperfeições", a escrita infantil e, dessa forma, era usado para embasar avaliações dos progressos da aprendizagem da criança com base no que ela ainda devia assimilar até alcançar perfeitamente a gramática adulta.

> Durante um longo período, os estudos e práticas pedagógicas ignoraram o fato de que "erros" cometidos pelos aprendizes de escrita/leitura eram, na verdade, preciosos indícios de um processo em curso da aquisição da representação escrita da linguagem, registros dos momentos em que a criança torna evidente a manipulação que faz da própria linguagem, história da relação que com ela (re)constrói ao começar a escrever/ler. (Abaurre, Fiad e Mayrink-Sabinson, 1997, p. 16)

Assumindo o trabalho da criança e certa plasticidade da linguagem, essas autoras apontam para o fato de que os chamados "erros" cometidos pelos aprendizes não são imperfeições decorrentes da não-apropriação de um modelo de língua pronto e estático, mas que os próprios "erros" – como estratégias de manipulação da linguagem – indicam o caminho percorrido pelo aprendiz na sua história de apropriação da escrita. Nesse sentido, esperamos levar ao leitor a compreensão de que os ditos "desvios", "inadequações" ou "erros" apresentados por aprendizes da leitura e da escrita, distantes de uma noção patologizadora, são preciosos indícios da efetivação da apropriação e do uso da escrita.

Para tanto, enfatizamos a seguir, em grandes linhas, alguns desses indícios, relacionados: (1) à ortografia; (2) a questões decorrentes da variação lingüística; (3) à segmentação de objetos escritos; (4) ao traçado das letras, cujas manifestações – antes de serem tomadas como sinais disléxicos – refletem, de forma tranqüila e corriqueira, as várias hipóteses e estratégias das quais o sujeito-aprendiz lança mão para apropriar-se da linguagem escrita durante a produção de textos. Aliás, sobre tal produção, entendendo que a linguagem só se manifesta por meio de textos, convém ressaltar a importância de deixar os aprendizes redigirem seqüências textuais para que, afastados de uma concepção mecânica acerca da escrita, possam – manipulando e buscando conscientemente a convenção ortográfica que regulamenta o uso social do objeto escrito – escrever algo a alguém.

Voltando aos indícios que pretendemos enfatizar como atividades que acompanham o processo de apropriação da linguagem escrita, entendemos erros ortográficos como resultantes da própria manipulação dessa realidade lingüística. É possível compreender tais erros mediante a análise de várias estratégias desenvolvidas pela criança durante a construção de textos, tais como:

a) uso "indevido" de letras a partir do próprio sistema ortográfico, que em dado contexto tem um uso e em outro, não. É o caso de o aluno escrever "caza", conforme a escrita da palavra "zebra"; "ce" em vez de "ser", por influência da escrita de "cebola"; e "corer" em vez de "correr", pela influência da escrita do vocábulo "reta";
b) hipercorreção, ou seja, a aplicação e generalização "indevida" de uma regra. Quando o aprendiz escreve, por exemplo, "totor" para "tutor" após ter grafado "matu" e ser corrigido para chegar à escrita de "mato";
c) acréscimo, troca ou supressão de letras pelo fato de o estudante ainda não dominar o uso e o engendramento de certas letras, como quando escreve "sosato" para "susto", "mescau" no lugar de "nescau" e "coba" para "cobra";

d) transcrição fonética, revelando que a criança, em alguns casos, faz uso da escrita segundo parâmetros da própria fala, como quando escreve "iscada" em vez de "escada", "batu" no lugar de "bato", "totau" para "total" ou, ainda, "samba" para "sambar", "rapais" para "rapaz", "falo" para "falou", "pátio" para "patinho".

Ainda, sobre a transcrição fonética, cabe evidenciar as seguintes trocas: "pato" por "bato", "faca" por "vaca", "guatro" por "quatro". Segundo os autores pesquisados, essas trocas podem, longe de uma explicação patologizadora, mostrar, entre outras questões, que o aprendiz está apoiado nos sons da fala. Considerando que a diferença entre os elementos fonéticos /p-b/, /f-v/, /k-g/ é marcada somente pelo traço de sonoridade, ao escrever pautado na articulação ou no sussurro desses elementos, o aprendiz pode chegar a conclusões "equivocadas" na medida em que fica sem pistas para representar, na escrita, a diferença entre consoantes surdas e sonoras.

Quanto aos problemas decorrentes de variação lingüística, é preciso entender, de saída, que diferentes formas de falar constituem-se em virtude de características peculiares de cada grupo social, tornando-se necessário contrapor-se àquela perspectiva que concebe, de acordo com uma falsa visão da realidade, a existência de um único modo de falar correto. Antes de aprender a escrever, qualquer sujeito – seja criança, jovem ou adulto – já domina uma das diferentes variedades de sua língua materna. Utilizando-se desse domínio, o aprendiz pode, influenciado por sua variedade lingüística, escrever "pidir" para "pedir", "cadera" para "cadeira", "fazenu" em vez de "fazendo", "homi" no lugar de "homem", "poblema" por "problema", "craro" para "claro", entre inúmeras outras variações.

Nesses casos, distanciando-nos de uma noção de erro/acerto – pautada em preconceitos lingüísticos e/ou em uma visão que tende a patologizar aspectos que espontaneamente acompanham a apropriação e o uso da escrita –, entendemos que essas ditas inadequações podem ser superadas à medida que o aluno, em conjunto com o outro, perceber, por um lado, as variedades dialetais e os diferentes valores que a sociedade atribui a elas; e, por outro, as relações variáveis entre sons e letras, bem como o fato de a escrita vincular-se à fala por meio de uma relação arbitrária de símbolos.

Quanto à segmentação considerada indevida de objetos escritos, os autores nos mostram que o aprendiz constrói hipóteses resultantes de ações *sobre*, *com* e *da* linguagem, as quais podem levá-lo, em alguns casos, a hipossegmentações e, em outros, a hipersegmentações. No primeiro caso, os alunos – de forma geral – se embasam no contínuo da oralidade, apresentando junturas vocabulares, como quando escrevem "eufui" para "eu fui" ou "ainsima" para "aí em cima". No segundo caso, os alunos apresentam separações supostamente impróprias de palavras pelo fato de intuírem sobre a segmentação de enunciados escritos, porque já têm algum conhecimento sobre convenções da escrita. Percebendo, por exemplo, a ocorrência de unidades como "o", "a", "em", "de", "com", os aprendizes, tornando evidente a manipulação que fazem da linguagem, escrevem "a gora" em vez de "agora", "com tente" para "contente". Além disso, casos de hipersegmentações podem decorrer da necessidade que o aluno tem de interromper a escrita quando precisa decidir sobre a adequação de um símbolo ou forma gráfica de determinado vocábulo.

Por fim, no que diz respeito ao traçado da escrita, várias atitudes – escrita de uma letra, de uma sílaba ou de uma palavra em sobreposição a outras, letras rabiscadas, apagamentos, preenchimentos, inversões de letras em uma sílaba – indicam as marcas deixadas pelos sujeitos, em uma visível operação de reelaboração, sobre o material escrito. Essas marcas apontam para a disponibilidade do aprendiz em trabalhar e manipular a escrita tornando explícita a relação sujeito–linguagem no processo de apropriação e uso da própria linguagem. Dependendo do resultado da reflexão que o sujeito faz sobre os objetos que escreve, ele pode optar por mantê-los ou por refazê-los. Se prevalecer a segunda opção, ele vai operar uma refacção[4], salientando a dinâmica das análises que está fazendo acerca da escrita.

Ainda sobre os gestos de refacção, convém esclarecer que esses podem acontecer em diferentes níveis – no nível da letra, da ortografia, da sílaba e do texto –, revelando na atividade do aprendiz a presença do outro, típica de toda ação da linguagem. De acordo com Geraldi (1994, p. 376), "já que toda escrita é uma proposta de leitura", o aprendiz precisa contar com o trabalho de um leitor e co-autor de seus textos, indicando-lhe um caminho possível para a prática de produção de textos.

Portanto, admitindo que a construção da escrita implica um trabalho, em um processo de análise e reflexão constante, é possível afirmar que aprender a escrever significa cometer, de início, muitos "erros" decorrentes de diferentes hipóteses lançadas sobre o material escrito. Essas diferentes hipóteses,

[4] O termo "refacção", usado por Abaurre (1997a), Mayrink-Sabinson (1997a; 1997b), entre outros, refere-se a marcas de operações de reelaborações deixadas pelos aprendizes no traçado das letras, nas inserções, nos apagamentos, nas escritas sobrepostas, nas sílabas, no texto.

resumidamente apresentadas, são dependentes da relação singular que cada aprendiz, de forma única, estabelece com a oralidade, com a escrita, entre ambas e, também, com o outro que participa desse processo.

Por isso, "erros", trocas de letras, substituições, acréscimos, refacções, segmentações "inadequadas", entre outras "faltas", são atitudes que, quando encaradas sob uma concepção constitutiva e dialógica da linguagem, deixam de ser tomadas como sintomas disléxicos e, em direção completamente oposta, são explicadas como indícios intermediários pertinentes ao processo singular de elaboração do conhecimento da escrita.

Tendo em vista que dados singulares sinalizam diferenças individuais, as quais nos levam a compreender que nem todas as crianças seguem o mesmo percurso na apropriação da escrita, enfatizamos a necessidade de reconhecer, em concordância com Abaurre, Mayrink-Sabinson e Fiad (2003), que pequenos detalhes e indícios são reveladores dos processos de constituição do sujeito e da própria linguagem. Por isso, tais indícios nos levam a rejeitar quadros classificatórios dos ditos sintomas disléxicos pautados em regras e projeções aprioristicamente postuladas.

Tais sintomas estão embasados em supostas manifestações patológicas, previamente estipuladas e afastadas do sujeito-aprendiz, que, ao manipular o objeto escrito, deixa suas marcas de singularidade. Marcas que indicam a história individual que estabelece com a linguagem durante o processo de apropriação da escrita. Entendendo marcas singulares como constitutivas desse processo, apontamos para a necessidade de nos distanciarmos de perspectivas homogeneizadoras, as quais embasam diagnósticos em função de manifestações lingüísticas que destoam de uma normalidade preestabelecida pelo senso comum.

No próximo capítulo, apresentamos e discutimos essas manifestações, apontando para a impossibilidade de serem tomadas como sintomas patológicos a fundamentar quadros diagnósticos de uma dita dislexia ou distúrbios específicos de aprendizagem da escrita.

Capítulo 3

"SINTOMAS DISLÉXICOS": HIPÓTESES SOBRE A ESCRITA EM CONSTRUÇÃO

Neste capítulo, apresentamos o que a bibliografia que aborda a dislexia toma como manifestações sintomáticas dessa dita síndrome, denunciando descrições incertas e fragilizadas em torno desse suposto distúrbio específico de aprendizagem. Procuramos mostrar que tais manifestações carecem de uma explicitação pautada no entendimento de como a escrita funciona e de como o percurso para a sua apropriação é trilhado pela criança.

Buscando ultrapassar, de um lado, uma visão naturalista, que procura explicar questões relativas à escola e ao aprendizado formal com base em uma abordagem eminentemente biologizante, e, de outro, uma noção simplista de linguagem, a qual a entende como um mero código de comunicação encerrado em si mesmo, pretendemos evidenciar que "erros" considerados efeitos patológicos podem denotar fatos singulares integrantes do próprio processo de apropriação e uso da linguagem escrita.

Ao tomar o contexto social e as interações históricas como aspectos fundamentais no estudo da linguagem, esses "erros", distantes de uma explicação biologizante e reducionista, deixam de ser vistos como sintomas patológicos e, em situação oposta, são encarados, com tranqüilidade, como indícios de mecanismos dos quais o aprendiz lança mão para manipular e compreender a leitura e a escrita que estão sendo construídas. Entendendo com Freitas (1996, p. 173) que "educar não é homogeneizar, produzir em massa, mas produzir singularidades", chamamos a atenção para o fato de o sistema educacional, afastado de uma concepção de linguagem que privilegia a sua heterogeneidade e indeterminação, estar transferindo para a área da saúde questões relacionadas à apropriação da escrita, que dizem respeito ao seu cotidiano.

A FRAGILIDADE DESCRITIVA

Seguindo a vagueza explicativa apontada no capítulo um, descrições de "sinais" e de "sintomas" relacionados ao que tem sido tomado por dislexia apresentam-se diversificadas. Em decorrência disso, para alguns estudos não mais convém defender a existência da dislexia como uma patologia única, resultante de uma mesma origem e determinante de um grupo único de manifestações sintomáticas.

Esses estudos investem na tentativa de propor que tal patologia deveria ser desmembrada em diversas dislexias, originárias de fatores múltiplos e geradoras de sintomas diversos. A título de ilustração, citamos as afirmações feitas por Hout (2001, p. vii): "[...] os dados exploratórios da dislexia revelam-nos sua diversificação, tanto em suas causas e manifestações quanto no agrupamento dos sintomas: assim, a partir de agora, devemos falar de dislexias, no plural".

Quanto a essa afirmação, cabe notar que a constatação da contrariedade existente em torno dos fatores causais e da diversidade de manifestações ditas sintomáticas – em vez de levar pesquisadores da área a refletir sobre a necessidade de problematizar a conceituação que envolve a dislexia, apontando para a improbabilidade de estarmos perante uma doença – é tomada para reforçar aquela mesma noção patologizante, tradicionalmente reconhecida e livre de maiores questionamentos. Essa visão de "doença" parece tão bem-aceita e arraigada que "erros" – transitórios ou próprios de quem usa e manipula a linguagem – são tomados como sintomas de um déficit.

Contudo, ressaltamos que nem todo "erro" ou "desvio" é decorrente de uma patologia, principalmente quando consideramos o sujeito e suas ações lingüísticas, pois entendemos que "erros" – pausas, hesitações, reorganizações, lapsos – perpassam, invariavelmente, o uso da linguagem. Além disso, investigando fatos que compõem o processo de apropriação da escrita, conforme discutido no capítulo dois, compreendemos que "erros", "faltas" e "inadequações" acompanham esse processo.

Por isso, na descrição dos ditos sintomas disléxicos, preocupa-nos a falta do entendimento da linguagem como um trabalho coletivo, social, histórico, constitutivo de recursos expressivos próprios de uma língua natural. Sem tal entendimento, não é possível perceber que cada sujeito-aprendiz estabelece uma relação com a escrita e que, por isso, torna-se confuso discernir entre um sintoma patológico e uma dificuldade ou instabilidade própria de quem está manipulando e construindo a modalidade escrita da linguagem.

Se, por um lado, essa suposta patologia permanece conceitualmente indefinida, pois, conforme apresentado e discutido no capítulo um, vem sendo explicada por hipóteses contraditórias e inconsistentes, por outro, ao procurar, na literatura envolvida com esse assunto, esclarecimentos sobre as suas manifestações, deparamos com descrições fragilizadas que, ante a falta de entendimento acerca da linguagem, acabam reduzindo a escrita a uma atividade mecânica ou a um conjunto de habilidades e destrezas.

OS "SINTOMAS DISLÉXICOS"

Ianhez e Nico (2002) e Cuba dos Santos (1987) listam vários "sinais" e "sintomas" como decorrentes do que tomam por dislexia. Nessas listas, citam questões como: dificuldade com cálculos mentais, dificuldade em organizar tarefas, dificuldade com noções espaço-temporais, entre outras. Entretanto, tendo em vista os objetivos do nosso trabalho, centramos nossa atenção em itens descritivos relacionados à linguagem, os quais apresentamos e discutimos a seguir, conforme o panorama teórico explicitado no capítulo anterior:

- desempenho inconstante com relação à aprendizagem da leitura e da escrita;
- dificuldade com os sons das palavras e, conseqüentemente, com a soletração;
- escrita incorreta, com trocas, omissões, junções e aglutinações de fonemas;
- relutância para escrever;
- confusão entre letras de formas vizinhas, como "moite" por "noite", "espuerda" por "esquerda";
- confusão entre letras foneticamente semelhantes: "tinda" por "tinta", "popre" por "pobre", "gomida" por "comida";

- omissão de letras e/ou sílabas, como "entrando" por "encontrando", "giado" por "guiado", "BNDT" por "Benedito";
- adição de letras e/ou sílabas: "muimto" por "muito", "fiaque" por "fique", "aprendendendo" por "aprendendo";
- união de uma ou mais palavras e/ou divisão inadequada de vocábulos: "Eraumaves um omem" por "Era uma vez um homem", "a mi versario" por "aniversário";
- leitura e escrita em espelho.

De nosso ponto de vista, a partir de uma ancoragem teórica que nos possibilita ir além de uma noção de língua como um código estanque, compreendendo a linguagem como uma atividade que se realiza no espaço interlocutivo, todos esses itens tomados como fenômenos patológicos devem ser questionados, conforme Massi (2004). Inicialmente, com relação ao dito desempenho inconstante, não entendemos como o processo de apropriação da escrita – que implica tentativas, "erros", hipóteses e "acertos" – poderia se desenvolver livre de instabilidades.

Conforme apontamos no capítulo anterior, para Vygotsky (1991a), não é possível pensar na construção da escrita como um processo linear e constante. Durante a aquisição da linguagem oral, a criança também apresenta instabilidades: errando, tentando, manipulando e acertando. É preciso aceitar que todo processo de apropriação de novos conhecimentos requer reflexões e comparações em um percurso de idas e vindas, o qual, longe de estabilidades, nos leva a perguntas, indagações e perplexidades.

Na seqüência, quanto aos itens que se referem, respectivamente, à dificuldade com os sons das palavras, bem como à escrita "incorreta" – trocas, omissões, junções e aglutinações de fonemas –, cabe ressaltar que, antes de ser tomados como sinais de uma patologia, tais itens relacionados como manifestações sintomáticas parecem revelar falta de clareza a respeito das diferenças existentes entre fonemas e letras. Afinal, fonemas são unidades sonoras e, portanto, dizem respeito à linguagem oral. Dessa forma, seria impossível afirmar que uma criança troca, omite ou aglutina sons na sua escrita. Os sons de uma língua não podem ser confundidos ou tomados como integrantes da escrita.

É muito comum, por exemplo, ouvirmos alfabetizadores, psicólogos, fonoaudiólogos, entre outros profissionais, afirmarem que trocas fonêmicas, relativas ao uso da linguagem oral, resultam em trocas de letras na escrita. Assim, Caraciki (1983) aposta na existência de tal dislexia-dislálica, a qual define como um distúrbio da palavra falada – caracterizado por trocas ou inversões de sons da fala –, cujos efeitos acompanhariam a escrita. Essa autora atribui o nome de dislexia-dislálica ao que considera um distúrbio decorrente de uma transferência que a criança faz de trocas sonoras apresentadas na fala para a modalidade escrita da linguagem.

Afirmações como essa derivam do equívoco de que a escrita é um espelho da fala. Nesse sentido, convém esclarecer que, apesar de o nosso sistema de escrita ter um compromisso direto com os sons da língua, a relação entre as letras e os sons da fala não é pareada. A propósito, vale ressaltar que a única forma de escrita que retrata a oralidade, correlacionando univocamente letra e som, é a transcrição fonética, conforme apontado no capítulo dois. Na escrita ortográfica, os símbolos gráficos e os sons, em diversos contextos, não fazem relação um a um. Por isso, é equivocada a afirmação de que trocas, substituições, acréscimos ou inversões fônicas podem acarretar, de forma direta e certeira, dificuldades na apropriação da escrita.

É preciso tomar cuidado com essas questões e enfrentar a falta de entendimento que a escola e profissionais relacionados a ela, direta ou indiretamente, têm acerca da natureza da escrita, de suas características, de suas funções e, principalmente, do fato de ser diferente da oralidade. De um lado, a fala conta com aspectos prosódicos, gestos, expressões faciais que não são revelados na escrita, a qual, por outro lado, apresenta elementos significativos próprios, como tamanho, formato e tipo das letras, elementos pictóricos, e assim por diante.

Além disso, a fala é uma prática lingüística que está intimamente relacionada a um dialeto usado por dada comunidade. Já a escrita ortográfica segue, conforme Massini-Cagliari (2001), uma convenção que estabelece uma única maneira de grafarmos as palavras. Por conseguinte, a oralidade deixa espaço para pronúncias diferentes: "iscada" ou "escada"; "pexe" ou "peixi"; "lapsu" ou "lapiso", sem que isso nos traga constrangimentos. A ortografia, ao contrário, pelo seu caráter convencional, torna-se inflexível e nos leva a escrever de um único modo: "escada", "peixe" e "lapso", embora o sistema de escrita permita que palavras sejam escritas conforme sua pronúncia.

Ainda sobre as diferenças entre oralidade e escrita, cabe dizer que na linguagem oral contamos com a presença do outro na conversa, enquanto na manipulação da escrita preenchemos o vazio deixado pela ausência do interlocutor, assumindo, ao mesmo tempo, o papel de quem escreve e de quem lê. Ou seja, na atividade com a escrita, precisamos imaginar um interlocutor para quem planejamos e organizamos nosso discurso.

Sem levar em conta essas diferenças, não é possível entender o processo de apropriação da escrita e, sem tal entendimento, "erros" transitórios são tomados como sintomas de um déficit, levando o aluno a sistematizar uma doença e a fazer confusões que podem interferir negativamente em tal processo.

Nesse caminho, professores, médicos, fonoaudiólogos e psicólogos não auxiliam o aprendiz a reconhecer as especificidades da escrita: sua uniformização gráfica, sua convencionalidade, as relações variáveis entre sons e letras. Dessa forma, a oralidade influencia continuamente sua produção escrita. Se não compreendermos essa questão, continuaremos a acompanhar alunos sendo rotulados equivocadamente como portadores de um distúrbio, o qual pode refletir o não-entendimento da escola – alinhada a profissionais da saúde – acerca da linguagem escrita e seu processo de apropriação.

No que tange à relutância para escrever, chamamos a atenção para o fato de tal relutância, antes de um sintoma inerente ao aprendiz, evidenciar o medo e a repulsa que o aluno desenvolve – com a ajuda da escola e de diversos profissionais vinculados a ela – diante da atividade da escrita. Medo de escrever e de ser rotulado como imaturo, lento, incapaz, disléxico. Medo, enfim, de manipular a escrita, de tentar, de errar, de criar hipóteses e saídas para resolver os impasses gerados por uma situação em que se vê diante de algo desconhecido que se quer compreender.

Um menino de 8 anos de idade, rotulado como portador de dificuldade na linguagem escrita, consegue ilustrar bem esse medo. Ao ser solicitado a produzir um texto, ele escreveu:

> Giselle e um quero que voce me ajudo a pasai de ano e não reprova. avezes e não cosigo faze uma provia po-

> que eu teio medo de faze e rado e com voce topededo o medo[1]
>
> (Giselle, eu quero que você me ajude a passar de ano e não reprovar. Às vezes eu não consigo fazer uma provinha porque tenho medo de fazer errado e com você estou perdendo o medo.)

A produção escrita desse aluno registra, de forma clara e direta, seu pedido de ajuda para não ser reprovado na escola, evidenciando o medo que tinha de cometer "erros" em situações de avaliação escolar. Seu medo, porém, parecia se amenizar à medida que ele me percebia como uma interlocutora capaz de orientar sua escrita, nas produções textuais. Tomando por base o vínculo indivíduo–sociedade e as diferentes vozes que cruzam a história de cada sujeito, entendemos que o discurso dessa criança acaba por denunciar a visão da escrita que a escola, ao valorizar excessivamente a forma gráfica de letras e palavras soltas[2], havia lhe transmitido. Por isso, instiga-nos o fato de questões como medo e relutância para escrever serem tomadas isoladamente como sintomas patológicos, desprovidos, por um lado, de uma reflexão acerca do próprio contexto social e educacional vigente e, por outro, de um envolvimento com a história de cada criança em particular, bem como com a história singular de sua relação com a escrita.

Voltando à lista dos ditos sintomas disléxicos, com relação a confusões, trocas, omissões e adições de letras ou sílabas, já discutimos no capítulo dois que esses fatos, como

---

[1] Esse texto foi produzido, em 25 de novembro de 1999, na Clínica de Fonoaudiologia da Universidade Tuiuti. Para uma análise mais detalhada dos "erros" gráficos que aparecem nesse texto, ver Massi (2001).

[2] Os cadernos escolares desse menino encontravam-se repletos de exercícios envolvidos com repetições de letras, sílabas e palavras soltas.

tantos outros, revelam hipóteses lançadas sobre a escrita que os sujeitos estão construindo. Tais fatos, quando encarados segundo uma visão constitutiva e dialógica da linguagem, deixam de ser entendidos como sinais de um distúrbio e, em direção oposta, são explicados como indícios intermediários pertinentes ao processo de construção da escrita. O fato, por exemplo, de um aluno escrever "BNDT" para "Benedito" pode, à medida que estamos pautados em estudos lingüísticos de cunho sociointeracionista, ser compreendido, com tranqüilidade, como resultado da manipulação do aprendiz sobre o material escrito.

Para explicar a escrita de "BNDT", basta compreender, conforme nos indicam Abaurre (1996) e Cagliari (1998), que o aluno em processo de apropriação da escrita pode escrever somente as vogais ou apenas as consoantes das palavras como em "AAO" ou "CVL" para "cavalo". Nesses casos, o aprendiz usa somente um dos elementos da sílaba, dependendo da forma como está analisando a própria fala. Segundo os autores, ao alongar as vogais nas sílabas como em "caaa-vaaa-looo", o aluno percebe com mais evidência os sons vocálicos e acaba escrevendo somente as vogais. Por outro lado, ao repetir as sílabas como em "ccca-vvva-lllo", o aluno acaba por enfatizar os sons consonantais e, assim, escreve somente as consoantes das sílabas. Portanto, esse fenômeno é perfeitamente compreensível na escrita inicial e não deve ser apontado como sinal de uma patologia.

No que se refere à segmentação das palavras, a escrita de "Eraumaves um omem" para "Era uma vez um homem" ou "a mi versario" para "aniversário" deve ser tomada como um episódio que habitualmente perpassa o processo de construção da escrita. Qualquer pessoa que está aprendendo a ler e a escrever, em determinados momentos, tende a segmentar a escrita, ora mais, ora menos, orientada por pistas prosódicas da fala. Além disso, ao segmentar, não escrevendo em bloco, o aprendiz demonstra que já é capaz de operar no sentido de diferenciar as duas modalidades da linguagem: a oral e a escrita. Disso podemos concluir, mais uma vez, que, longe de manifestações sintomáticas, tais aglutinações e fragmentações, apontadas como um dos itens referentes a sinais disléxicos, refletem uma atitude previsível, perfeitamente saudável, dos alunos na busca pela compreensão da segmentação das palavras na escrita.

Finalizando a análise dos itens propostos na lista das ditas manifestações patológicas, focamos nossa atenção na leitura e na escrita em espelho. Apesar de poderem ser explicadas como fatos corriqueiros que acompanham a escrita inicial, elas vêm sendo citadas pela literatura que trata do assunto como sintomas característicos da dislexia, ocasionados por problemas de dominância cerebral, conforme apontado por Orton, citado no primeiro capítulo deste livro.

Sobre essas manifestações de espelhamento, vale explicitar dois aspectos fundamentais: um deles vinculado ao fato de que, quando uma pessoa tem alterações cerebrais relacionadas à dominância hemisférica, ela não apresenta problemas somente na escrita. Essa pessoa deve mostrar dificuldades em situar-se no espaço. Em outras palavras, se alguém tem problemas de lateralidade, não apresenta simplesmente leitura e escrita em espelho, mas mostra dificuldades de locomoção, uma vez que pode bater em paredes e portas. Afinal, um problema cerebral tão grave como esse não afetaria apenas a linguagem escrita, no seu momento inicial, mas toda a vida da pessoa, nas mais diversas situações.

Além disso, quanto ao segundo aspecto, a escrita e a leitura espelhadas, longe de efeitos sintomáticos de uma doença, podem indicar que os alunos ainda não apreenderam as noções básicas dessa modalidade de linguagem. Em processo de construção do objeto escrito, as crianças podem cometer diversos enganos por não entenderem bem como o sistema de escrita é categorizado gráfica e funcionalmente.

Para Cagliari (1998), por exemplo, um professor ensina que devemos escrever da esquerda para a direita e o aluno, por sua vez, passa a copiar a palavra “copo”, começando pela letra inicial da palavra (“c”) e não pela letra final (“o”), demonstrando ter compreendido a regra passada pelo professor. Porém, alguns alunos associam tal regra ao traçado das letras e, depois de escrever “c”, continuam da esquerda para a direita, resultando na escrita espelhada. Nesse aspecto, ressaltamos a importância de ser considerada a hipótese levantada pela criança, que pode apresentar espelhamentos por seguir uma lógica coerente e óbvia.

Após analisarmos, sob uma perspectiva interacional e discursiva da linguagem, os itens listados e entendidos como sintomas disléxicos, não podemos nos furtar a afirmar que nenhum deles sequer pode se sustentar como tal. Pautandonos na concepção de que a linguagem não é dependente da realidade interior psicofisiológica do aprendiz, conforme nos anuncia Bakhtin, tampouco é uma estrutura pronta, um sistema abstrato de formas normativas a ser registrado por um aprendiz imotivado e inerte, mas, antes disso, é uma ação, um trabalho constantemente modificado pelo sujeito, todos os fatos apresentados – por Ianhez e Nico e por Cuba dos Santos – como decorrentes de um distúrbio devem ser questionados. Esses fatos, distantes de uma noção patologizadora, são indícios da própria construção da escrita. Dados da escrita de R., um menino que foi diagnosticado como disléxico aos 9 anos, podem ilustrar e esclarecer nossa afirmação:

> Regras do futebol
> Para se jogar presisa de dois times que se enfrentei. Cada time tem que ter 12 jogadores atacante, meia, laterais, zageros e goleiro
> O tempo e 45 minutos cada tempo com 15 ninutos de intervalo
> O jogo começa com a bo no meio de campo, o time que esta em sua casa começa o 1 tempo e o segundo o adversario começa.
> Quando ao gen fais carrinho ou enpura na area pode ser marcado penalti e quando e fora da area e falta quando sai a bola pela linha de fundo e escanteio e quando a bola sai pela lateral e lateral
> O jogador não pode ficar frente a frente do goleiro sem driblar outro jogador si isso acontecer e impedimento[3]
>
> (Regras do futebol: 1 - Para se jogar precisa de dois times que se enfrentem. Cada time tem que ter 12 jogadores: atacante, meia, laterais, zagueiros e goleiro; 2 - O tempo é de 45 minutos cada tempo com 15 minutos de intervalo; 3 - O jogo começa com a bola no meio de campo, o time que está em sua casa começa o 1º tempo e o segundo o adversário começa; 4 - Quando alguém faz carrinho ou empurra na área pode ser marcado pênalti e quando é fora da área é falta, quando sai a bola pela linha de fundo é escanteio e quando a bola sai pela lateral é lateral; 5 - O jogador

[3] Essa seqüência textual foi produzida por R. em nosso consultório particular.

não pode ficar frente a frente do goleiro sem driblar outro jogador, se isso acontecer é impedimento.)

Inicialmente cabe dizer que R. produziu essa seqüência textual, em 27 de novembro de 2003, com a intenção de informar outras crianças – freqüentadoras do mesmo consultório fonoaudiológico – sobre as regras que regem um jogo de futebol. Levando em conta uma situação de interação, R. cumpre, nesse evento, as condições necessárias para produzir uma unidade textual.

Para efetivar seu projeto de escrever, R. mobilizou um conjunto de estratégias ou ações cognitivas, sociointeracionais e textuais, as quais consistem hipóteses sobre a estrutura e o significado de uma seqüência textual, garantindo a produção do texto. Com relação às suas ações cognitivas, é possível verificar que ele lançou mão de seu conhecimento de mundo – o que é um jogo de futebol, onde acontece tal jogo, qual é o seu tempo de duração, quem são seus participantes –, do conhecimento que já tem sobre a escrita – a grafia das letras, a diferença entre maiúsculas e minúsculas, a direção e a segmentação da escrita, a convenção ortográfica – e, também, do conhecimento de outros textos que compõem nossa cultura, o qual interferiu na sua produção textual, envolvendo a intertextualidade.

No que se refere às ações sociointeracionais, percebemos que R. assume a posição de quem escreve algo para que outros leiam, delineando um objetivo a ser atingido, selecionando informações relacionadas aos seus objetivos, estabelecendo uma tipologia textual "adequada" à situação interativa. Assim, ele mostra que dispõe de tais ações, à medida que se envolve em uma atividade intersubjetiva por meio da linguagem escrita.

Por fim, quanto às estratégias textuais, R. faz escolhas de pistas e sinalizações que o levam a organizar e dar continuidade às informações que integram a sua produção escrita. Ele encadeia segmentos do seu texto fazendo uso de vários articuladores textuais. Usa indicadores lógico-semânticos, estabelecendo diferentes relações entre partes do texto: relações de mediação ou finalidade, como na seqüência "Para se jogar precisa de dois times"; relações de condicionalidade, como em "se isso acontecer é impedimento"; relações de temporalidade simultânea, nas construções "Quando alguém faz carrinho ou empurra na área pode ser marcado pênalti" e "quando a bola sai pela lateral é lateral". R. também lança mão de marcadores de relações espaço-temporais, nas seqüências "O jogador não pode ficar frente a frente do goleiro" e "o time que está em sua casa começa o 1º tempo e o segundo o adversário começa".

Além do uso desses articuladores, R. organiza seu texto em função de um tópico discursivo, dando-lhe continuidade temática, uma vez que mantém o foco no assunto que se propõe – as regras do futebol – e estabelece vínculos entre os enunciados que produz. Ele articula uma informação dada (tema) a uma informação nova (rema), fazendo o texto progredir por meio do uso de tipos variados de articulação tema-rema: com tema constante, como na seqüência "Para se jogar precisa de dois times. Cada time tem que ter 12 jogadores"; com salto temático e subdivisão do rema, como na construção "O jogo começa com a bola no meio de campo, o time que está em sua casa começa o 1º tempo e o segundo o adversário começa".

Portanto, R. desenvolve sua produção escrita mantendo os segmentos dessa produção relacionados, e nos levando a perceber que sua atividade escrita não é um aglomerado de frases isoladas, mas um contínuo textual dotado de sentido. O fato de esse menino mobilizar estratégias cognitivas, sociointeracionais e textuais, garantindo a produção de um texto coerente, nos permite afirmar que o diagnóstico de dislexia que lhe foi dado não se mantém. Afinal, ele não tem problemas lingüísticos capazes de justificar o diagnóstico de um dito distúrbio na linguagem escrita. Ao contrário, R. mostra que reúne condições necessárias para fazer uso da escrita e participar de um evento dialógico, dispondo de um conjunto de conhecimentos lingüísticos, textuais e de mundo.

Entretanto, ao ignorar o texto como uma unidade lingüística significativa, bem como todo um conjunto de estratégias de que o aprendiz lança mão para entrar no jogo da linguagem, a literatura que procura classificar o que toma por dislexia insiste em apontar supostos sintomas disléxicos em função de questões meramente gráficas e convencionais. Esses ditos sintomas são indicados a partir da total desconsideração do aprendiz como produtor/planejador de seqüências textuais e de suas elaborações para organizar textos e orientar seus leitores, viabilizando produções de sentido(s).

Quanto às questões gráficas e convencionais da escrita de R., no texto apresentado acima, é possível perceber que ele apresenta trocas, acréscimos e omissões de letras, como na escrita das palavras "presisa" em vez de "precisa", "enfrentei" para "enfrentem", "zageros" para "zagueiros", "ninutos" no lugar de "minutos", "bo" para "bola", "fais" para "faz", "enpura" no lugar de "empurra". R. também não acentua alguns vocábulos, tais como "adversário", "área" e o próprio verbo "é". Ele usa ocasionalmente sinais de vírgula, ponto final e apresenta uma hipersegmentação ao escrever "ao gen" para "alguém".

Contudo, conforme nos apontam vários pesquisadores brasileiros citados em nosso panorama teórico, todas essas "inadequações" indicam ações do sujeito sobre a linguagem escrita, envolvendo a interferência da oralidade e o conhecimento que ele já tem acerca do objeto escrito. O fato, por exemplo, de R. escrever "presisa", "zagero" e "enpura" indica usos "indevidos" de letras pela influência do próprio sistema ortográfico, que em alguns contextos determina o emprego de uma forma e em outros, não. É o que percebemos quando ele escreve "presisa", conforme a escrita das palavras "sigla", "silêncio"; "zagero", pela influência da escrita de "gato", "guri"; e "enpura" para "empurra" de acordo com a escrita de "entupir", "enxugar", "radar", "raspar".

Trocas como essas, distantes de sintomas disléxicos, mostram que R., apesar de não dominar a convenção ortográfica, já tem um conhecimento sobre o sistema da escrita. Da mesma maneira, na construção de "ao gen" para "alguém", que apresenta uma hipersegmentação, ele denuncia a influência do contato que já tem com a linguagem escrita. Esse contato leva R. a perceber a ocorrência de unidades como "ao", "a", "o", entre tantas outras, e, em plena manipulação do objeto escrito, ele decide pela escrita de "ao gen". O próprio uso ocasional de acentos gráficos e de sinais de pontuação mostra o quanto ele já conhece sobre o sistema de escrita.

Ao escrever "enfrentei" e "fais", R. revela que, em algumas situações, busca apoio na própria fala para decidir acerca de suas ações sobre a escrita, indicando uma atividade que acompanha o processo de apropriação dessa modalidade de linguagem. Neste ponto, cabe ressaltar que a análise dos dados da escrita de R. não nos permite relacionar as "inadequações" gráficas apresentadas em seu texto com uma patologia.

As trocas, as "faltas" ou "erros" apresentados por R. na seqüência textual que produziu são, sem exceção, lingüisticamente justificados e entendidos como sinais a apontar as reflexões feitas por esse menino, em pleno processo de apropriação da escrita. São esses sinais que nos dão pistas para compreender o trajeto que ele está percorrendo para apropriar-se dessa modalidade de linguagem. E assim, assumindo o papel do outro, acompanhá-lo nesse trajeto, participando de suas decisões, bem como da reelaboração de suas hipóteses, respondendo a suas dúvidas e indicando possíveis soluções para os seus impasses.

A análise dos dados da escrita de R. nos leva a enfatizar que os sintomas disléxicos não se justificam como tais quando percebidos sob uma perspectiva que assume a linguagem como atividade constitutiva da subjetividade e, também, como um trabalho constantemente modificado pelo sujeito que atua sobre o objeto lingüístico. Essa perspectiva nos permite entender que a apropriação da escrita constitui um processo de construção de objetos lingüísticos, envolvendo o jogo dialógico, a busca do outro como parâmetro para decidir o uso e a estruturação da escrita.

Nesse processo, há espaço para o sujeito agir sobre e com a linguagem, para ele tentar, perguntar, refletir, lançar hipóteses que nem sempre coincidem com a convenção. Por isso, "erros" e "inadequações" são indícios de reflexões e análises do próprio aprendiz em busca da apropriação da escrita e não podem ser explicados como sintomas disléxicos.

Afastados desse entendimento, os manuais que catalogam os ditos sintomas disléxicos preocupam-se com a medida padronizada do comportamento lingüístico, tratando a língua como um sistema fixo e acabado e o sujeito, como um ser passivo, que memoriza e aglutina recortes restritos de linguagem. Por isso, distantes de uma concepção que privilegia a relação dialógica, bem como os sujeitos que dela participam no curso da interação verbal viva e real, esses manuais – sem clareza acerca da especificidade e das características da apropriação da escrita como processo interativo – acabam por classificar e interpretar de forma completamente equivocada fatos singulares que refletem ações sobre a linguagem como “desvios” e, por aí, como “estigmas”, ambos reduzidos a manifestações patológicas.

Em posição contrária a essa visão patologizante, entendemos que a construção da escrita pode ser mais bem compreendida quando tomada do ponto de vista de quem a apreende como um objeto de conhecimento, sobre o qual é possível atuar. Assim, com a intenção de aprofundarmos nossa reflexão em torno do equívoco conceitual e também sintomatológico que paira sobre o que tem sido chamado de dislexia, no próximo capítulo, pretendemos discutir como pessoas consideradas disléxicas vêm sendo avaliadas e pretensamente diagnosticadas.

Capítulo 4

AVALIAÇÃO: UM RÓTULO PATOLÓGICO

Os procedimentos avaliativos propostos em manuais relacionados ao que tem sido considerado dislexia – como um suposto distúrbio específico de aprendizagem da escrita – orientam-se em função de uma concepção de linguagem completamente divergente do panorama teórico que fundamenta este livro, uma vez que assumem tarefas fragmentadas e afastadas das ações lingüísticas dos sujeitos avaliados. Tais tarefas assentam-se ora em exercícios relacionados aos chamados pré-requisitos – orientação temporal, esquema corporal, noções de lateralidade – para a apropriação da escrita, ora em situações artificiais – ditados e cópias de listas de palavras, reconhecimento de sílabas isoladas, desempenho na leitura em voz alta – desenvolvidas segundo uma noção que toma a linguagem como um código já pronto e totalmente estável.

O fato de esses procedimentos não incorporarem a produção e a análise de textos para avaliar o processo de leitura e escrita nos chama a atenção. Ao serem avaliados, sujeitos considerados disléxicos não são solicitados a usar a linguagem escrita em situações reais de interação que orientem suas atividades de ler e escrever, ou seja, eles ficam privados de estabelecer uma relação com a palavra do outro e, por aí, com a própria linguagem.

Com o objetivo de discutir e analisar questões relacionadas à avaliação utilizada na elaboração de um hipotético diagnóstico de dislexia ou distúrbio/dificuldade de aprendizagem da escrita, pretendemos, neste capítulo, em um primeiro momento, expor ao leitor que as tarefas avaliativas apresentadas pela bibliografia da chamada dislexia estão historicamente vinculadas a testes-padrão usados para diagnosticar a afasia e, nesse caminho, classificar topograficamente lesões ou disfunções cerebrais segundo a perspectiva localizacionista.

Em seguida, discutimos tarefas avaliativas apresentadas pelos manuais que, com base em uma noção que enfatiza a prontidão para a alfabetização, se propõem a traçar o diagnóstico da dislexia, apontando para uma visão equivocada que toma a linguagem como dependente do desenvolvimento cognitivo. Por fim, passamos a apresentar e a questionar tarefas avaliativas que pretendem testar a linguagem escrita desconsiderando a interação socioverbal como processo de produção da linguagem e de constituição dos sujeitos.

O EQUÍVOCO NA AVALIAÇÃO

Os testes avaliativos utilizados para diagnosticar a chamada dislexia estão permeados pelo equívoco conceitual que envolve essa suposta entidade nosográfica. Sabemos, conforme apontado no capítulo um deste livro, que o uso da mesma nomenclatura para designar fenômenos tão diferentes – de um lado, alterações de linguagem em sujeitos que sofreram lesões cerebrais e, de outro, instabilidades próprias de quem está se apropriando da escrita – não é obra do acaso. Revela, isto sim, o raciocínio médico análogo que transferiu para a esfera da apropriação da escrita questões que estavam diretamente vinculadas a estudos afasiológicos.

Ao tomar como referência casos patológicos de adultos que, em decorrência de danos neurológicos, perderam ou tiveram alterada a capacidade de ler e escrever, a área médica procurou explicar fatos próprios da escrita inicial em função de uma visão patologizadora e instaurou sobre essa temática um equívoco que envolve toda a sua trajetória, desde a primeira descrição até os dias atuais. Além de se mostrar impossibilitada de explicitar as causas e os ditos sintomas daquilo que a bibliografia tem chamado de dislexia do desenvolvimento – uma desordem inerente ao aprendiz relacionada a dificuldades para aprender a linguagem escrita –, a área médica também imprime uma visão equivocada sobre tarefas avaliativas utilizadas para diagnosticar os chamados distúrbios de aprendizagem. Portanto, situar esse equívoco conceitual e relacioná-lo historicamente com pesquisas afasiológicas é fundamental para melhor analisarmos essas tarefas.

De acordo com Coudry (1988), os testes-padrão avaliativos usados no contexto afasiológico buscam localizar, topograficamente, lesões cerebrais mediante tarefas que, pautadas em uma noção reducionista do fenômeno lingüístico, suspendem a atividade de interação, restringindo os fatos lingüísticos àqueles que não são os mais significativos nem os mais relevantes. Além disso, a autora adverte que é problemático apostar em uma correlação direta entre testes-padrão avaliativos e a possibilidade de compreensão de um distúrbio afásico, pelo fato de os testes, buscando categorias classificatórias, não assegurarem uma via explicativa para o fenômeno descrito. Em outras palavras, esses testes, embora possam orientar uma classificação da afasia, não fornecem pistas e indícios capazes de nos levar a compreender os processos mentais envolvidos na atividade lingüística do sujeito afásico, afastando-nos completamente da possibilidade de participar da reelaboração das dificuldades desse sujeito.

Desconsiderando essa situação, vários autores, influenciados pela mesma noção que embasa testes-padrão avaliativos relacionados à afasia, se propõem a avaliar a dislexia vinculada à apropriação da escrita. Partindo desse princípio, Estienne (2001), por exemplo, investe na possibilidade de classificar dois tipos distintos de dislexia adotando exames que procuram testar o que a autora chama de funções cognitivas utilizadas pela criança para ler e escrever. Para Estienne, quando um aluno não consegue reconhecer unidades – letras, sílabas ou palavras – que devem ser armazenadas visualmente na memória, ele pode apresentar o que se chama de dislexia diseidética.

Da mesma forma, Grégoire (1997), seguindo uma concepção cognitivista, busca avaliar as percepções visuais e auditivas, cujos papéis são considerados essenciais na gênese daquilo que tem sido tomado como dislexia. Falhas na discriminação visual – orientação espacial, esquema corporal – ou na percepção auditiva podem, na opinião da autora, ocasionar a dislexia visual e a dislexia auditiva, respectivamente.

Dependendo das "falhas" que a criança apresenta na avaliação à qual é submetida, ela pode ser classificada como portadora desse ou daquele tipo de dislexia, seguindo exatamente os mesmos moldes avaliativos utilizados para a classificação das afasias. Contudo, vale ressaltar que a afasia é, conforme Coudry (1988), caracterizada por alterações lingüísticas relacionadas aos processos de significação – de origem articulatória e discursiva – decorrentes de lesão focal adquirida no sistema nervoso. A dislexia – vinculada à apropriação da escrita –, ao contrário, não tem uma via explicativa ou descritiva capaz de caracterizá-la com base em alterações em processos lingüísticos e, muito menos, capaz de relacioná-la a lesões neurológicas. Conforme discutimos no capítulo anterior, os ditos sintomas disléxicos não se mantêm como tais, uma vez que são entendidos como fatos que acompanham o processo de apropriação da escrita, refletindo ações do aprendiz sobre e com a linguagem.

Além disso, de acordo com Coudry (1998), no próprio contexto afasiológico, os testes-padrão se prestam a encaminhar, no máximo, um diagnóstico classificatório, o qual se desvincula, por um lado, da possibilidade de explicar as estratégias realizadas pelo afásico em situações interlocutivas e, por outro, do encaminhamento capaz de orientar o processo de reelaboração de suas dificuldades.

Portanto, se as práticas avaliativas tradicionais utilizadas para classificar a afasia vêm sendo questionadas[1] à medida que se prestam a objetivos tipológicos – os quais não auxiliam a compreender os processos lingüísticos envolvidos no ato discursivo do sujeito afásico –, ao verificarmos que esses mesmos procedimentos avaliativos procuram classificar subtipos de uma suposta patologia chamada de dislexia, não nos resta outra alternativa senão a de denunciar a visão equivocada que embasa tais procedimentos.

---

[1] Sobre os testes avaliativos para classificar a afasia, bem como uma ampla e sólida análise crítica desses testes, ver Coudry (1988).

Afinal, olhar para questões que dizem respeito à apropriação da escrita segundo a ótica de estudos afasiológicos tradicionais significa enxergar o processo de construção da linguagem pela fresta estreita de modelos teóricos redutores que desconsideram a atividade do sujeito na manipulação que faz da linguagem, bem como os vários fatores que interferem nessa atividade.

Com o intuito de aprofundar nossa discussão acerca dessa questão, apresentamos, a seguir, uma lista composta por procedimentos avaliativos usualmente utilizados para diagnosticar o que tem sido chamado de dislexia ou de distúrbio de aprendizagem da escrita. Antes, porém, cabe esclarecer que esta lista de tarefas avaliativas – a qual nos serve de referência para a crítica que fazemos na seqüência – está dividida em duas partes. Em um primeiro momento, apresentamos itens considerados pela bibliografia pesquisada como pré-requisitos fundamentais para a efetivação da aprendizagem da língua escrita. Em seguida, relacionamos tarefas avaliativas que se propõem a testar a escrita propriamente dita. Além disso, cabe comentar que tal lista não foi elaborada com base em um único manual, mas está apresentada conforme itens propostos por diversos autores que tratam do assunto[2].

A QUESTÃO DA "PRONTIDÃO"

As tarefas avaliativas vinculadas aos ditos pré-requisitos para a apropriação da escrita são:

[2] A relação de tarefas avaliativas, tanto dos chamados pré-requisitos para a apropriação da escrita como dos elementos supostamente lingüísticos, foi elaborada a partir da proposta de diferentes autores: Ianhez e Nico (2002), Stelling (1994), Condemarin e Blomquist (1986), Paín (1985), Giacheti e Capellini (2000), Carvalho, Alvarez e Caetano (1998), Nunes, Buarque e Bryant (1992), García (1998), Mousty *et al.* (1997), Demont (1997), Leybaert *et al.* (1997), Vallet (1989).

- organização espacial e temporal;
- noções de lateralidade;
- noções de esquema corporal;
- discriminação e percepção visual;
- discriminação e percepção auditiva;
- memória imediata e memória de longo prazo;
- praxias orofaciais;
- movimentos manuais grossos e finos;
- coordenação visomotora;
- postura.

Aqui, vale ressaltar uma noção bastante conhecida e veiculada por profissionais envolvidos com a apropriação e o domínio da escrita que defende a existência de aspectos relacionados a uma dita prontidão para a alfabetização. Partindo dessa noção, tais aspectos devem estar íntegros e funcionam como pré-requisitos indispensáveis para a aprendizagem da escrita.

Deriva daí a ênfase dada à maturidade de mecanismos neurofisiológicos relacionados a atitudes ou capacidades entendidas como necessárias para que se aprenda a ler e a escrever. Entre essas capacidades, são geralmente ressaltadas: habilidades motoras para a oralidade e a escrita, memorização, lateralização espacial, organização temporal, conhecimento de esquema corporal, bem como integridade dos sistemas visual e auditivo.

Nessa visão, antes de a criança iniciar o aprendizado formal, ela deve ser treinada para a aquisição do código escrito. As alterações que surgem durante esse treinamento são, em geral, consideradas para indicar a possibilidade de o aluno apresentar o que é tomado como um distúrbio cognitivo capaz de debilitá-lo na aprendizagem da leitura e da escrita. Todavia, conforme já apontado em nosso panorama teórico, é por meio da própria linguagem que os sujeitos atuam sobre o mundo estruturando a realidade. Por isso, a atividade lingüística desempenha um papel fundamental na constituição da percepção, da memorização, do reconhecimento de noções de lateralidade, entre outras funções, e não o contrário. Ou seja, essas funções e conhecimentos dependem da mediação da linguagem, como material sígnico privilegiado que emerge no plano interindividual.

Subestimando a relevância que a linguagem assume no desenvolvimento cognitivo de cada sujeito, "falhas" em atividades de "prontidão" têm sido usadas para justificar diagnósticos que atestam uma dita pré-dislexia. Esses diagnósticos embasam-se, exatamente, em "erros" que crianças freqüentadoras de pré-escolas apresentam ao serem testadas em tarefas tomadas como pré-requisitos para a aprendizagem.

Entretanto, essa noção enviesada e confusa, que faz uma relação direta entre os pré-requisitos para a alfabetização e a própria alfabetização – como se o ingresso no mundo das letras resultasse, por um lado, de algumas aptidões perceptuais e motoras vinculadas a uma perspectiva cognitivista, e, por outro, de um aparelho fonador que emite sons ao acaso ou por imitação, tal qual propõe a visão behaviorista –, carece de um rigor explicativo. De acordo com Abaurre (1987), o controle exigido para segurar um lápis, entre outros aspectos considerados preparatórios para a alfabetização, não garante prontidão para ler e escrever. Aliás, segundo essa autora, muitas crianças que apresentam um desempenho satisfatório nesse chamado "período preparatório" têm dificuldades com a escrita e a leitura propriamente ditas, exatamente porque faltou a elas um contato efetivo com a linguagem escrita, o qual permitiria a inferência de sua relevância social.

Sabemos que a apropriação da escrita é um processo complexo e não pretendemos negar que são muitos os fatores envolvidos nesse processo. Mas recorrer a uma lista de habilidades para dar conta de tal complexidade parece-nos, no mínimo, discutível. Afinal, além da impossibilidade de vincular apropriação da escrita com questões referentes a lateralização, esquema corporal, organização espaço-temporal, entre outras, os anos de "treinamento de prontidão" não se mostraram efetivos na minimização do aparecimento de "erros" tomados como sinais ou sintomas disléxicos.

Nas palavras de Weisz (1995, p. 117), é preciso:

> deslocar a ênfase que temos dado aos aspectos figurativos (treinamento de habilidades perceptivo-motoras, supostos pré-requisitos para a alfabetização) para os aspectos conceituais da escrita. [...] Porque, nos últimos anos, perdemos de vista o aprendiz. Estávamos tão ocupados com a mão, o olho, os ouvidos que esquecemos que no comando há sempre um ser pensante. Alguém que diante da escrita se pergunta: a) Para que serve? b) O que representa? c) Quais as propriedades observáveis desse objeto? d) Todas as palavras escritas são iguais? e) O que determina as diferenças entre elas? f) E as semelhanças?

Considerando que a criança manipula a escrita, formula hipóteses sobre ela, faz tentativas, reelabora e busca comprovações, questionamos uma avaliação que esteja pautada em aspectos secundários e de pouca relevância. Principalmente quando comparados com a natureza e a função social dessa modalidade de linguagem.

Admitindo que a apropriação da escrita não pode ficar reduzida a um conjunto de habilidades e destrezas, consideramos que pedir, por exemplo, a uma criança que reconheça partes do corpo, discrimine noções espaço-temporais e de lateralidade não nos auxilia a compreender que relação ela está estabelecendo com a escrita – o que entende por esse objeto, que importância existe em adquiri-lo, que funções pode desempenhar em sua vida, em que se diferencia da oralidade. Da mesma forma, testar questões relativas à praxia orofacial, à motricidade manual, à coordenação visomotora ou, ainda, analisar a postura física do aluno significa deslocar a sua atenção para aspectos de pouca relevância, afastando-o do entendimento da escrita em si, suas características e funções.

Com isso, não queremos dizer que devemos desconsiderar por completo a influência de aspectos orgânicos no processo de apropriação da escrita. Parece-nos óbvio afirmar que a audição e a visão, entre outras funções, interferem nesse processo. No entanto, precisamos ponderar que problemas auditivos ou visuais ocasionam dificuldades em diversas circunstâncias da vida de uma criança e não apenas no momento em que ela vai aprender a ler e a escrever.

Convém lembrar que o processo de apropriação da escrita pela criança tem início muito antes de ela começar a freqüentar os bancos escolares, nas práticas discursivas orais em que os textos são significados e a escrita passa a ter função social. E, nesse contexto, as atividades de leitura e escrita – a sinalização das ruas, a receita médica, os jornais, as histórias infantis, a escrita presente nos ônibus, nos letreiros, nas embalagens dos mais diversos produtos – assumem destaque para a apropriação e o domínio dessa modalidade de linguagem. É nesse processo social chamado letramento[3], o qual está muito além de simples habilidades perceptivo-motoras, que a criança pode ser efetivamente preparada para a apropriação da escrita.

A título de ilustração, vale comentar que em nossa prática clínica corriqueiramente ouvimos, por parte de professores e demais profissionais envolvidos com questões relativas à apropriação da escrita, as seguintes afirmações: "Acho que esse aluno não aprende porque tem pouca capacidade de concentração"; "Parece que aquela criança não consegue memorizar as letras e, por isso, ela não está se alfabetizando".

São afirmações que, além de tomar diferenças individuais como sinônimo de deficiência, centram a atenção, pura e simplesmente, no aprendiz, em função de questões aparentemente inerentes a ele, tidas como orgânicas ou cognitivas. Porém, ao analisar cada uma dessas situações com mais cautela, percebemos que aquele aluno considerado com pouca capacidade de concentração é campeão de xadrez na escola onde estuda. A criança que não consegue lembrar o nome

---

[3] A palavra "letramento" está sendo usada aqui, nos termos de Soares (2004), como o efetivo exercício da tecnologia da escrita, o qual implica: capacidade de ler e de escrever para alcançar diversos objetivos; habilidades para produzir e interpretar vários tipos e gêneros textuais; atitudes de inserção no mundo da escrita; habilidades para orientar-se por protocolos de leitura, lançando mão deles em atividades de escrita. Nesse sentido, letramento e alfabetização, apesar de estarem intimamente relacionados, são processos distintos. O primeiro centraliza-se em aspectos sociais mais amplos que a alfabetização e até determinantes desta, que, por sua vez, diz respeito à aquisição de um conjunto de procedimentos necessários às práticas da leitura e da escrita, tais como: o domínio do sistema alfabético e ortográfico da escrita, a aquisição de uma postura adequada para ler e escrever, as habilidades de uso de instrumentos de escrita, as habilidades para seguir a direção da escrita.

das letras tem condições de memorizar, com facilidade, as regras do *videogame* que tem prazer em jogar[4].

Esses casos apontam para a necessidade de refletirmos sobre a forma fragmentada como a escola e vários profissionais ligados a ela – incluindo os já citados médicos, psicólogos, psicopedagogos e fonoaudiólogos – vêm encarando o aprendiz e a própria aprendizagem. Instiga-nos a falta de olhar crítico que o sistema de ensino demonstra ao encaminhar um aluno campeão de xadrez para um neurologista, que endossa o posicionamento da escola na medida em que também considera que a criança tem problemas de concentração.

Em uma situação como essa, seria possível descartar, de saída, qualquer problema de concentração por parte do aluno em questão, abrindo, assim, a possibilidade para questionamentos acerca de vários fatores que podem estar interferindo negativamente em seu processo de apropriação da escrita: o interesse que ele demonstra ter sobre essa modalidade de linguagem; a relação estabelecida com os professores, com os colegas e com os textos veiculados na escola; a metodologia utilizada; a concepção que a escola tem sobre a linguagem, sobre o aprendiz e, mais especificamente, sobre o próprio processo de apropriação da escrita. Analisando esses e tantos outros aspectos, a escola poderia assumir seu papel de maneira mais eficaz e conseqüente, deixando de transferir para

---

[4] Esses exemplos são citados a partir de situações reais. No primeiro caso, o campeão de xadrez é atendido na Clínica de Fonoaudiologia da Universidade Tuiuti do Paraná, por intermédio do Núcleo de Trabalho: Fonoaudiologia e Linguagem Escrita. Sobre esse menino, cabe comentar que a escola, preocupada com a tal falta de concentração dele, o encaminhou para um neurologista, que lhe receitou ritalina: um medicamento corriqueiramente prescrito para crianças consideradas portadoras de supostos problemas de aprendizagem. No segundo caso, a criança que não conseguia memorizar as letras foi atendida por nós, em consultório particular.

outras instâncias problemas que, na maioria das vezes, lhe dizem respeito.

Mas, antes disso, estabelecendo uma relação direta entre dificuldade para ler e escrever e desordens cognitivas ou orgânicas, o sistema educacional, respaldado por profissionais da área da saúde, tende a justificar qualquer atitude considerada desviante como decorrente de um problema que diz respeito ao aluno. Essa tendência está presente no caso citado anteriormente da criança tomada como alguém com problemas de memorização. É difícil imaginar um jogador de *videogame* como alguém que tem dificuldade de memorização.

Situações como essas, nas quais percebemos claramente uma noção que toma a criança como um ser fragmentado, servem para ilustrar o raciocínio simplista e enviesado que parece dominar práticas avaliativas embasadas em pressupostos pouco elucidativos. Simplista, porque reduz a apropriação da escrita ao desenvolvimento de um conjunto de técnicas, como se o reconhecimento de partes do corpo e noções de lateralização pudessem dar conta do processo de letramento. Enviesado, por enfocar aspectos que se distanciam da escrita em si na medida em que o papel dessa modalidade de linguagem, suas características e funções sociais deixam de assumir primazia, dando lugar a questões de pouca ou, na maioria das vezes, de nenhuma importância.

Deixando em um segundo plano aspectos que dizem respeito à própria escrita, testes comprometidos com a dita prontidão para a escrita, além de não permitir uma compreensão do processo de construção da linguagem, pois esse não é avaliado, criam uma situação confusa para a criança. Pois, ao ser testada por meio de tarefas mecânicas, ela acaba se afastando cada vez mais do entendimento dessa realidade lingüística.

AS TAREFAS AVALIATIVAS

A seguir, apresentamos tarefas avaliativas supostamente relacionadas a aspectos lingüísticos e, na seqüência, as analisamos:

- manipulação de fonemas (o aluno é solicitado a inverter os fonemas iniciais de duas palavras);
- fluência verbal (a criança examinada é solicitada a dizer o máximo de palavras começadas com determinada letra em um período limitado de tempo);
- reprodução de sons que iniciam, terminam e estão no meio de palavras proferidas pelo examinador;
- formação de palavras (o aluno é solicitado a formar palavras usando sons e sílabas produzidos pelo examinador);
- formação de frases com palavras fornecidas pelo avaliador;
- soletração e repetição de palavras;
- leitura e separação de palavras nos seus sons unitários, em sílabas, em encontros consonantais e em dígrafos;
- leitura de logatomas[5], objetivando avaliar o reconhecimento do sistema fonético-fonológico do aluno avaliado;
- leitura em voz alta de textos simples, para avaliar habilidades de segmentações das orações;
- extração de conceitos fundamentais de um texto;
- identificação e nomeação de letras do alfabeto, apresentadas em ordem aleatória;

[5] Logatomas são definidos pelos manuais pesquisados como "palavras" desprovidas de significado. Ou seja, logatoma é um conjunto de letras agrupadas aleatoriamente, as quais são apresentadas para que a criança "leia".

- cópia e ditado de letras do alfabeto, de listas de palavras, de frases e de parágrafos;
- correção de frases que não seguem critérios semânticos e gramaticais (o examinador apresenta, por exemplo, a sentença “Branca de Neve é um bruxo” e a criança deve corrigi-la);
- escrita espontânea.

Conforme já anunciado, essas tarefas avaliativas são citadas por diferentes manuais que pretendem apontar critérios que classifiquem uma dita tipologia disléxica. Entretanto, ressaltamos que tais tarefas desconsideram as hipóteses levantadas pelo sujeito na busca da construção do objeto escrito, de acordo com a discussão que apresentamos no capítulo dois deste livro. E, desconsiderando tais hipóteses, essas tarefas mostram-se, em sua grande maioria, irrelevantes para nos levar a compreender as operações realizadas pelo aprendiz na apropriação de conhecimentos que o conduzam até a escrita convencional, bem como as estratégias de natureza cognitiva, textual e sociointeracional usadas por ele para produzir e interpretar um texto.

Em outras palavras, as tarefas avaliativas propostas em manuais, além de pautarem-se em uma noção de língua como um sistema já pronto de signos a ser registrado independentemente da manipulação do aprendiz, afastam-se da concepção de que o texto é a unidade básica de manifestação da linguagem. Por isso, não percebem o uso de conhecimentos dos quais um aprendiz lança mão para elaborar e interpretar uma seqüência textual, desconsideram as pistas e as sinalizações que ele utiliza para dar sentido ao texto, bem como a situação interlocutiva na qual ele se envolve. Sem levar em conta essas questões, as tarefas avaliativas apresentadas acima se mostram descontextualizadas; ignoram as ações *com*, *sobre* e *da* linguagem; e se pautam em procedimentos que assumem uma postura confusa entre a oralidade e a escrita.

A descontextualização das tarefas avaliativas

Ao analisarmos a lista de testes avaliativos apresentados em manuais sobre a chamada dislexia, intriga-nos a descontextualização desses testes na medida em que denotam situações não habituais para a atividade da linguagem, tais como ditado, cópia, leitura em voz alta, entre outras. Convém esclarecer que, com facilidade, podemos imaginar situações de interação nas quais solicitamos de nosso interlocutor a escrita, por meio de ditado, de uma lista de palavras – como no caso da elaboração de uma lista de compras a ser usada no supermercado –, a cópia da letra de uma música, de uma receita de bolo, do endereço de um amigo, ou, ainda, a leitura em voz alta de textos, quando precisamos confirmar dados de uma pessoa ou quando pedimos a alguém que leia trechos de um texto, os quais queremos ouvir ou mesmo copiar.

Situações como essas, assim como tantas outras que poderíamos citar, ilustram episódios interlocutivos nos quais estão claramente presentes os propósitos e, por aí, a intenção significativa dos interlocutores, ao contrário das tarefas avaliativas apresentadas em manuais. Com isso, queremos dizer que o problema não está no ditado ou na cópia em si, mas na descontextualização de tarefas propostas para avaliar a linguagem, as quais desconsideram que a atividade lingüística se dá no espaço da interlocução. Para nos aproximarmos desse espaço, precisamos entender que é na interação social que o sujeito-aprendiz se apropria da linguagem mediante seu uso efetivo, construindo com os outros os objetos lingüísticos a serem usados na própria situação interlocutiva, ou seja, no momento em que o sujeito se assume como autor de sua escrita e constitui o outro como leitor.

Ao ignorarem situações de interação e seus propósitos discursivos, os exames utilizados para diagnosticar o que vem sendo tomado como dislexia colocam o avaliador na posição de quem domina a interlocução e, nesse sentido, de quem detém o saber sobre a linguagem e sobre o sujeito testado, desfazendo qualquer possibilidade de manutenção de uma relação sociointerativa, indispensável para que o exercício da linguagem seja efetivado. Sem dúvida, tarefas embasadas na reprodução de sons que estão no início, no meio e no fim de vocábulos; na formação de palavras e frases usando sílabas e sons fornecidos pelo examinador; na repetição de palavras e soletração; na leitura e separação de palavras em sons unitários, sílabas, dígrafos; na cópia e ditado de letras do alfabeto; leitura de logatomas; ou, ainda, na leitura em voz alta, para testar a habilidade de segmentação de sentenças, são atitudes que desconsideram a situação de interlocução. Dessa maneira, constituídas de forma assimétrica, colocam o sujeito avaliado – considerado como alguém passivo – na posição de quem, *a priori*, fica excluído do jogo da linguagem.

Além disso, precisamos reconhecer que essas tarefas são impessoais, uma vez que ignoram a história e a singularidade de cada criança, de sua relação com a escrita, e, ao mesmo tempo, são atemporais à medida que não levam em conta situação concreta na qual ocorre a relação intersubjetiva, impedindo o aprendiz de depreender da linguagem, conforme nos aponta Coudry (1988, p. 11), "o seu papel de representação de experiências efetivas sobre si próprio, sobre os outros e sobre o mundo". Assim, tendo em vista a artificialidade dos testes, as crianças não conseguem contextualizar a sua escrita, uma vez que todas as coordenadas do processo dialógico ficam anuladas.

Utilizando-se de tarefas avaliativas fragmentadas e descontextualizadas, os mecanismos usados para diagnosticar o que tem sido chamado de dislexia acabam por emoldurar a linguagem da criança dentro de um suposto quadro patológico, o qual se embasa em uma proposição do pensamento médico – alinhado à visão afasiológica localizacionista – e perpassa outras áreas do conhecimento, como a psicologia, a fonoaudiologia, a psicopedagogia. Pautados em uma avaliação que se baseia em escalas padronizadas, regras e condutas previamente estipuladas, diversos profissionais que atuam nessas áreas conceituam, diagnosticam, traçam prognósticos, desconsiderando a atividade da escrita e o próprio aprendiz. Dessa maneira, ditam rótulos a respeito do que supõem sobre o aluno, imprimindo-lhe uma imagem negativa – "atrasado", "lento", "imaturo", "disléxico", "limitado" – e esquecendo-se de deixar tempo e espaço para que ele simplesmente, na prática da linguagem, se aproprie da escrita de forma única e singular.

A desconsideração de ações com, sobre *e* da *linguagem*

Entendendo que a língua revela-se no texto como conjunto de formas e como discurso, parece-nos equivocado e contraditório o fato de avaliações que se propõem a investigar fatos de linguagem descartarem ou secundarizarem, nas suas propostas, exatamente o texto como objeto de análise. Afinal, não é possível acompanhar, fora do texto, as relações singulares estabelecidas entre o sujeito e a escrita e, por aí, suas ações com a linguagem, sobre a linguagem e da própria linguagem, as quais implicam uma atitude de reflexão sobre o objeto escrito.

Chama-nos a atenção o fato de os aprendizes sentirem-se, consideravelmente, mais efetivos em atividades lingüísticas nas quais fica garantida a possibilidade de eles resgatarem seu papel na situação discursiva. É impressionante a distinção que fazem entre a escrita usada na construção de um texto significativo – situação na qual têm condições de usá-la segundo critérios de funcionalidade – e aquela artificial, que, reduzida a uma técnica, se desenvolve desprovida de qualquer relevância social.

Para melhor ilustrar essa questão, cabe citar o caso de F.E.S.[6], um menino de 8 anos que estava para ser reprovado, pela segunda vez, na primeira série do ensino fundamental e que acompanhamos[7], no ano de 1999, na Clínica de Fonoaudiologia da Universidade Tuiuti do Paraná. Convém informar ao leitor que esse menino nos foi encaminhado pela psicóloga de sua escola como portador de dificuldades na área da linguagem escrita.

Em nosso primeiro encontro, F.E.S. se mostrou apreensivo e ansioso em relação ao seu rendimento escolar. Nesse momento, com a auto-imagem prejudicada e sem entender a função da escrita, percebia-se como alguém incapaz de aprender a ler e a escrever. Enquanto nos apresentávamos um ao outro, ele afirmou: "Estou aqui porque não sei escre-

---

[6] A escola freqüentada por esse aluno, representado pelas iniciais de seu nome, desenvolve uma metodologia pautada em uma perspectiva mecanicista, a qual toma a língua como um código que deve ser apreendido por meio de repetições sucessivas.

[7] Para maior aprofundamento acerca da análise do caso de F.E.S., ver Massi (2001).

ver", provavelmente influenciado pela noção que a escola, associada ao parecer psicológico, havia lhe transmitido.

Quando questionado a respeito dos conteúdos que estava aprendendo na escola, F.E.S., ao mesmo tempo em que dizia não saber escrever, anotava no papel uma lista de palavras – "bala", "bolo", "casa", "coco" – denunciando sua visão de escrita, pautada em aspectos mecânicos, que desconsidera a linguagem na dimensão discursiva do texto, constituída durante o processo de enunciação. Logo em seguida, nesse mesmo encontro, passamos a conversar sobre o Dia das Crianças, e, nesse contexto, ele comentou que estava triste por não ter ganhado presentes da mãe, naquele dia, porque não tinha boas notas.

Aproveitamos o comentário feito por F.E.S. e sugerimos a ele que escrevêssemos um bilhete para sua mãe. Assim, mediante uma construção conjunta, essa criança – entre perguntas e respostas acerca da escrita: "Isso é junto ou separado?"; "Como se escreve carrinho?"; "E bonequinho é assim?" – passou, com a nossa participação, a escrever o seguinte:

> maen e quero que voccope carrilhoro e bonequilho po Fernando um bejo e um abaso
>
> (Mãe, eu quero que você compre carrinho e bonequinho para o Fernando. Um beijo e um abraço.) (Texto produzido em 27 de outubro de 1999.)

Tomando o texto como uma manifestação verbal, criativa e interacional que produz um efeito de coerência sobre o outro, na medida em que se constitui em uma unidade lingüisticamente organizada, entendemos que o bilhete produzido por F.E.S. configura-se como tal e cumpre seu propósito enunciativo. Assim, partimos do princípio de que são os usos que fundam a língua, e não o contrário. Por conseguinte, sob pena de evidenciarem diagnósticos equivocados, apontamos para a necessidade de as práticas avaliativas envolvidas com a linguagem considerarem que:

> falar ou escrever bem não é ser capaz de adequar-se às regras da língua, mas é usar a língua para produzir um efeito de sentido pretendido numa dada situação. Portanto, é a intenção comunicativa que funda o uso da língua e não a morfologia ou a gramática. Não se trata de saber como se chega a um texto ideal pelo emprego de formas, mas como se chega a um discurso significativo pelo uso adequado às práticas e à situação a que se destina. (Marcuschi, 2001a, p. 9)

E foi exatamente o que F.E.S. procurou fazer. Ele buscou, com sua escrita, produzir um efeito de sentido – dizer algo para alguém – em dada situação. Após ter construído esse texto, ele pediu que o lêssemos juntos. Em seguida, ao terminarmos tal leitura, abriu um sorriso e perguntou: "Posso levar para minha mãe?", demonstrando satisfação pelo que havia acabado de produzir com a linguagem escrita. Portanto, vivenciando a escrita em meio a uma situação dialógica, essa criança pôde se sentir eficiente na produção de um bilhete elaborado para uma leitora bem definida – a sua mãe –, que não estava presente no momento da construção do texto.

Ora, o entusiasmo de F.E.S. diante da elaboração desse bilhete – escrito em função de uma intenção enunciativa – é bem diferente de sua afirmação inicial, quando se colocou, nesse mesmo encontro, como alguém incapaz de escrever, ao mesmo tempo em que fazia uma lista de palavras, conforme descrito anteriormente. Agindo dessa forma, o menino parece exprimir seu descontentamento ao se ver listando palavras soltas. Tal tarefa artificializada e desprovida de função social é completamente diferente da atividade que envolve a construção de um texto significativo, elaborado para gerar um efeito de sentido e produzido para que alguém o leia. A atitude de F.E.S. ante a escrita de um texto nos leva a ressaltar que a apropriação da escrita se efetiva com a ação compartilhada, na qual a criança, em relação de troca com o outro, se apropria da linguagem à medida que age com ela, sobre ela e, também, sofre a ação da própria linguagem sobre si.

Nessa última atividade, F.E.S. teve a chance de perceber o papel que a escrita pode assumir em sua vida: pedir, informar, reivindicar e não apenas listar palavras estanques e desprovidas de significação. E parece ter aproveitado a oportunidade, tanto que quis mostrar à sua mãe o bilhete que acabara de produzir. Embora esse menino não domine os aspectos gráficos e convencionais da escrita, mostra-se capaz de usar elementos lingüísticos para construir um texto dotado de sentido. Quanto aos "erros" gráficos apresentados nesse texto, antes de serem tomados como manifestações sintomatológicas de uma patologia, são entendidos como resultantes de um processo de reflexão sobre a escrita que está sendo construída no interior de seqüências textuais.

Ao produzir textos significativos, as crianças que estão aprendendo a escrever o fazem com base numa atividade reflexiva e, assim, apegam-se em regras que revelam possíveis usos do sistema de escrita do português. Por isso, é preciso considerar que o conhecimento da escrita se constrói na prática dialógica e, nessa prática, o outro – interlocutor da criança – constitui-se como elemento fundamental no processo de elaboração da escrita como objeto do conhecimento.

Salientamos o fato de que a apropriação da escrita não pode ser entendida como a emergência de um sistema pronto ou de um modelo a ser reproduzido. Antes disso, constitui um processo de construção de objetos lingüísticos, o qual se efetiva na relação estabelecida entre dois interlocutores. Conseqüentemente, as avaliações e análises de linguagem devem estar voltadas para usos lingüísticos e práticas sociais, e não para formas abstratas. Da mesma forma, as produções escritas dos alunos devem ser instauradas e analisadas à luz de situações de uso da língua, da relação que estabelecem com a palavra do outro no curso da enunciação.

Entretanto, vale ressaltar a importância do uso do texto não como um produto extensional concebido como um conjunto de frases, mas como atividade interlocutiva que pretende aproximar diferentes participantes na situação dialógica, considerando sua condição de produção. Por isso, denunciamos o fato de procedimentos avaliativos utilizarem-se, muitas vezes, do texto como pretexto para a execução de tarefas que se distanciam de uma situação dialógica. Pedir a um aluno que leia uma produção textual em voz alta para testar suas habilidades perceptivas, ou, ainda, solicitar desse aluno a escrita de um texto com o único objetivo de avaliar seus "erros" gráficos e sintáticos são atitudes que fogem de uma perspectiva que busca vincular a produção textual a acontecimentos interativos e suas diferentes formas de ação verbal, no uso efetivo da linguagem.

De acordo com Kleiman (1989), muitas das dificuldades que o aprendiz apresenta com relação à leitura, bem como a passividade que demonstra ante a escrita espontânea, decorrem de práticas que utilizam textos ou pseudotextos para o ensino do léxico e de normas gramaticais. Concordamos com Lajolo (1991, p. 51), quando afirma:

> O texto não é pretexto para nada. Ou melhor, não deve ser. Um texto existe apenas na medida em que se constitui ponto de encontro entre dois sujeitos: o que escreve e o que lê; escritor e leitor, reunidos pelo mesmo ato radicalmente solitário de leitura, contrapartida do igualmente solitário ato de escrita.

A única função cabível à produção de um texto é o estabelecimento da interação entre dois interlocutores. Todavia, propostas avaliativas, usualmente utilizadas para diagnosticar a dislexia, parecem desconsiderar essa questão. Nas poucas vezes que fazem uso de produções textuais, acabam por distanciá-las de fatores discursivos. Entretanto, nas palavras de Marcuschi (2001b, p. 32), enfatizamos que "não se pode observar um texto em si e isolado de seu contexto sociocomunicativo, já que todo texto é um evento comunicativo numa dada prática social de uso da língua".

Em síntese, nas situações de produção textual em que há necessidade de o sujeito-aprendiz constituir-se como autor de sua escrita para escrever algo a outro – em que estão em jogo as suas intenções, as imagens dos interlocutores, a preservação de uma posição de simetria entre ambos, a negociação, a partilha de pressuposições, o conhecimento mútuo –, é impossível filtrar ou desconsiderar o sujeito e suas ações lingüísticas, as quais demandam invariavelmente reflexões sobre a linguagem.

A indistinção entre a oralidade e a escrita e demais inadequações avaliativas

Ainda com relação às tarefas avaliativas utilizadas para diagnosticar a dislexia, convém comentar que em sua elaboração não são consideradas as diferenças existentes entre a oralidade e a escrita. Pedir a um aluno que soletre e repita palavras, inverta fonemas iniciais de vocábulos ou reproduza sons que os iniciam ou os finalizam, ou, ainda, solicitar a ele que junte sons e sílabas – produzidas pelo examinador – para formar palavras e frases, conforme a lista de tarefas avaliativas citadas em manuais que discorrem sobre o que tem sido considerado dislexia, são todas atitudes que, além de fragmentar a linguagem, denotam claramente uma posição confusa entre duas modalidades lingüísticas com características diversas.

No capítulo dois, já salientamos o fato de a escrita não ser, de forma alguma, representação direta da fala. Já apontamos que o processo de apropriação do objeto escrito é, em princípio, mediado pela oralidade, mas que tal objeto assume sua autonomia na medida em que vai sendo gradualmente dominado pelo aprendiz. Também já observamos que, para atingir esse domínio, o aprendiz precisa manipular a escrita e, em conjunto com o outro, percebê-la diferente da linguagem oral. Contudo, ignorando essas questões, as tarefas avaliativas, pautadas em uma noção equivocada acerca da escrita e da própria fala, acabam por colocar a criança em uma situação penosa e circular: de um lado, não abrem espaço para ela atuar sobre a escrita e, por aí, diferenciar essas duas modalidades de linguagem, com suas características e funções; de outro, procuram testá-la em função de práticas orais, deixando-a sem parâmetros para diferenciá-las da escrita.

A fala e a escrita são modalidades de uso da linguagem que, embora se dêem dentro de um contínuo das práticas sociais, realizam-se cada qual com suas especificidades. De acordo com Marcuschi (2001a, p. 22), "na sociedade atual, tanto a oralidade quanto a escrita são imprescindíveis. Trata-se, pois, de não confundir seus papéis e seus contextos de uso, e de não discriminar seus usuários".

Sobre essa questão da discriminação dos usuários da língua, cabem alguns comentários. Diferentemente da fala, a escrita é, em geral, apreendida dentro de um ambiente institucionalizado e, assim, tomada como um bem cultural desejável. Na medida em que logra um maior prestígio social, acaba sendo usada como elemento de discriminação.

Essa visão discriminatória vinculada à escrita desconsidera dois aspectos: um deles relacionado ao fato de que a apropriação dessa realidade lingüística não é sinônimo de escolarização, uma vez que o processo de apropriação da escrita, embora dependa de ensino sistematizado, pode ocorrer, e ocorreu historicamente, desvinculado do sistema educacional. O outro aspecto aponta para a necessidade de levarmos em conta que o raciocínio de quem domina a linguagem escrita não é mais rápido nem mais bem desenvolvido, pois o não-domínio da escrita não evidencia menor capacidade ou dificuldade cognitiva[8].

De maneira geral, a apropriação da escrita tem sido concebida como produto de um modelo uniforme, segundo o qual

[8] Tfouni (1984) mostra, a partir de dados, que pessoas não alfabetizadas não revelam incapacidades cognitivas nem impossibilidades para raciocinar logicamente.

toda criança deve aprender a codificar e a decodificar símbolos gráficos, partindo de um ponto "a" – onde se preconcebe um grau, igual para todos, de conhecimento zero acerca dessa modalidade de linguagem – e chegando a um ponto "z", no qual se considera que deve haver, por meio de um ensino lógico e ordenado, domínio de habilidades perceptivo-motoras, bem como de aspectos gráficos da escrita. Nessa concepção reducionista, o domínio da linguagem escrita é tomado como dependente da memorização de um sistema de expressões pronto; o sujeito, como um ser passivo; e os "erros" e singularidades, como manifestações de um distúrbio. Assim, o aluno que não segue o modelo proposto é – segundo o senso comum[9], que segue critérios de comparação com outros alunos – pré-diagnosticado no ambiente escolar como portador de alguma "disfunção" cognitiva.

Entretanto, a avaliação da escrita, pautada em modelos preestabelecidos, não nos leva a compreender os fatores que determinam os "erros" como hipóteses, muitas vezes episódicas e idiossincráticas, as quais conduzem o aprendiz a uma opção de escrita e não outra. Ignorando as relações particulares e únicas que cada sujeito estabelece com a escrita, em seus aspectos gráficos e textuais, procedimentos avaliativos acabam por apontar inadvertidamente para falsos rótulos.

[9] A visão de senso comum refere-se aqui a duas questões: uma delas voltada ao fato de que o sistema educacional ao tomar uma criança como desviante, lenta ou disléxica o faz, de forma geral, desprovido de um conhecimento amplo sobre a linguagem escrita e seu processo de apropriação. A outra questão refere-se à influência que a área médica exerce sobre a escola. De acordo com Keiralla (1994), o médico cria condições, numa função pedagógica de difusor de conhecimentos da medicina, para constituir uma noção de senso comum sobre a saúde. Essa noção, por sua vez, realimenta o sistema de ensino, que encaminha a profissionais da área da saúde todos aqueles que são tomados como "problemáticos" e "divergentes", estabelecendo-se uma perspectiva de saúde/doença, na qual quem "erra" tem "doença".

Coudry e Scarpa (1990) denunciam determinados procedimentos usualmente utilizados em avaliações de linguagem que, por desconsiderarem operações específicas do sujeito, interpretam inadequadamente os fenômenos lingüísticos. Perdendo de vista o sujeito e suas reflexões, procedimentos avaliativos interpretam "erros" como sintomas patológicos, contribuindo para inaugurar ou sistematizar um déficit, como é o caso da dita dislexia.

Para finalizar a nossa análise das tarefas avaliativas, entendendo a linguagem como um fenômeno dinâmico, histórico, social e submetido às condições de produção, ressaltamos que as avaliações propostas para diagnosticar a chamada dislexia mostram-se inconsistentes. Em outras palavras, os procedimentos de avaliação apresentados em manuais que abordam essa suposta patologia, na realidade, não avaliam a escrita, por pautarem-se em tarefas descontextualizadas e fragmentadas, por desconsiderarem as ações dos sujeitos e da própria linguagem, por apresentarem uma postura confusa entre a oralidade e a escrita, por ignorarem o texto como manifestação da língua. Afinal, não é possível avaliar a atividade escrita "fora" da linguagem e distante do sujeito que a manipula.

Além de não julgarem a atividade da escrita, as tarefas avaliativas citadas neste capítulo, pela própria concepção de linguagem que as sustenta, fazem uma análise equivocada do processo de apropriação do objeto escrito e acabam por autorizar que a noção do "erro", tomado equivocadamente como manifestação patológica, continue circulando nos espaços escolares, na medida em que a homogeneização e a normalização desse processo permanecem intocáveis. Sob uma perspectiva que entende a linguagem como um código de comunicação estabelecido e estável a ser meramente assimilado e reproduzido pelo aprendiz, essas tarefas corroboram práticas discursivas que enfatizam a patologização. Assim, tais práticas que padronizam atividades humanas, ignorando diferenças sociais, culturais, individuais, prosseguem perpassando as relações sociais – nas escolas, nas clínicas, nas universidades, nas unidades de saúde – e constituindo subjetividades.

Capítulo 5

PRODUÇÕES TEXTUAIS: UMA TRILHA PARA SUPERAR EQUÍVOCOS

Neste capítulo, analisamos a escrita de diferentes sujeitos tomados como disléxicos ou portadores de um distúrbio ou de dificuldade de aprendizagem da linguagem escrita. Apresentamos casos de quatro crianças que, em situações interativas estabelecidas com interlocutores adultos, produzem textos significativos, a despeito dos rótulos que carregam.

Cabe ressaltar que nossa análise afasta-se da noção de linguagem como mero instrumento de comunicação, organizado por um conjunto de signos encadeados entre si, para concebê-la como um trabalho constitutivo, fundamental na organização do pensamento e na produção do conhecimento. Focalizando a língua em seu uso efetivo, procuramos contemplar, na interação socioverbal e na situação concreta em que os enunciados são produzidos, a constituição da significação. Por isso, não descrevemos formas lingüísticas isoladas, coletadas em testes artificiais, predeterminadas e abstraídas das condições de produção da linguagem.

Ao contrário de uma visão monológica que despreza a historicidade da língua reduzindo-a a um sistema fechado, nosso eixo de análise está voltado para a linguagem como objeto sobre o qual agimos, com base no qual interagimos e nos constituímos e que se revela no texto. Tomando produções textuais como centro de nosso trabalho, buscamos ultrapassar posições descritivas assentadas em práticas avaliativas clássicas que objetivam categorizar e classificar "erros" ortográficos e gramaticais, encaixando-os em quadros patológicos associados a um suposto diagnóstico de dislexia ou distúrbio/dificuldade de aprendizagem da escrita.

Adotamos como metodologia o procedimento abdutivo, que nos permite um cogitar de hipóteses resultantes de perplexidades diante do fenômeno estudado e das explicações dadas sobre ele por meio de perspectivas existentes. Segundo Peirce (1995), a abdução consiste em uma operação que apresenta uma idéia nova pelo desvio de olhar do investigador sobre o objeto de interesse.

O procedimento abdutivo não procura regularidades em função de quantificações nem busca teorizações antes da observação dos dados, conforme modelos centrados nos procedimentos indutivo e dedutivo. Abduzir não é induzir nem deduzir, mas implica esses dois processos ao mesmo tempo. O caminho percorrido pelo raciocínio abdutivo ante o fenômeno estudado parte de uma hipótese intuitiva que se desenvolve por meio de um movimento simultâneo entre a observação empírica e o emprego de uma regra teórica que talvez possa explicar o fenômeno em questão.

Assim, não investigamos dados da escrita em função de regras diagnósticas preexistentes. Tampouco evidenciando essa ou aquela determinação teórica. Mas segundo uma percepção intuitiva capaz de nos encaminhar por fatos, indícios e detalhes relevantes na recomposição e no entendimento de cada caso e de cada texto analisado.

Portanto, nem manuais envolvidos com avaliação/diagnóstico do que tem sido chamado de dislexia nem o nosso panorama teórico – incluindo a noção de texto e seus mecanismos – são usados para enquadrar ou quantificar os dados analisados. Obviamente que a nossa reflexão teórica nos possibilita uma análise ampla acerca dos fatos e eventos investigados, tornando mais sólidos os conceitos usados em tais investigações. Mas, em momento algum, foi usada na constituição de classificações ou categorias para emoldurar fatos da escrita.

Buscamos compreender a singularidade do trajeto que cada sujeito dessa pesquisa percorreu, de forma única e particular, no processo de apropriação da linguagem escrita, identificando, nos termos de Abaurre, Mayrink-Sabinson e Fiad (2003), o contorno de micro-histórias desse processo. Para tanto, elaboramos e reelaboramos hipóteses, vasculhamos fatos, selecionamos dados e indícios, congregamos informações acerca dos valores atribuídos ao objeto escrito pelas crianças e pelos adultos: como percebem esse objeto, que usos fazem dele, em que situações, quais as reflexões lançadas sobre a escrita.

Além disso, considerando que a história individual da relação com a escrita é marcada por experiências vivenciadas com essa manifestação lingüística, tanto no contexto familiar como no escolar, procuramos reconstituí-las levando em conta alguns aspectos, tais: o cotidiano do sujeito e de sua família, especialmente no que se refere às práticas da leitura e da escrita, a maneira como a escola conduz ou conduziu o acesso a tais atividades, o desempenho escolar, os motivos que levaram a escola a solicitar uma avaliação clínica, as queixas acerca da linguagem escrita.

Com relação às produções escritas propriamente ditas, cabe ressaltar, de início, que a coleta dos textos esteve afastada do domínio rígido de situações experimentais. Os dados investigados foram coletados de forma espontânea; portanto, o trabalho com e sobre a linguagem não foi controlado. Para análise dessas produções, levamos em consideração, de acordo com o evento investigado, a situação ampla e contextual em que foram construídas: as razões que as fomentaram, as intenções e os propósitos do produtor do texto, a informatividade, o papel desempenhado pelo outro e, por aí, a intertextualidade.

Sobre o papel do outro, dependendo da relevância que pode assumir na compreensão de cada caso estudado, a nossa investigação pretende enfocar diversos planos de dialogia implicados nas produções escritas de nossos sujeitos, buscando apreender, conforme diz Bakhtin, na prática viva da língua, a relação que esses sujeitos estabelecem com vários outros: os outros para quem dizem, os outros dos quais tomam a palavra para dizer, os outros sobre os quais dizem, os outros que são participantes do processo de produção do texto e, também, a relação do sujeito consigo mesmo, como leitor/escritor de seu próprio texto.

Ao lado desses fatores, privilegiando as reflexões e as ações lingüísticas dos sujeitos na elaboração de textos, consideramos diferentes níveis de análises. Quanto aos fatores gráficos e convencionais, enfocamos a ortografia, a segmentação da escrita, o uso de sinais de pontuação, o emprego de maiúsculas e minúsculas e o traçado da escrita. Na dimensão textual, destacamos o papel da progressão referencial e da progressão tópica no estabelecimento da organização e do sentido do texto, além das configurações textuais centradas nas estratégias escolhidas pelo autor e, em termos de adequação enunciativa, na posição assumida por tal autor como agente da ação da linguagem que se concretiza no texto.

CRIANÇAS ROTULADAS COMO "PORTADORAS" DE DIFICULDADES DE APRENDIZAGEM DA LINGUAGEM ESCRITA: ESTUDO DE CASOS

Analisamos, na seqüência, quatro casos de crianças[1] tomadas como portadoras de distúrbio/dificuldade de aprendizagem na apropriação da escrita, todos vinculados ao Núcleo de Trabalho[2]: Fonoaudiologia e Linguagem Escrita da Universidade Tuiuti do Paraná. Os casos das crianças identificadas pelas iniciais G.W.G., G.A. e M.S., bem como seus dados, são apresentados com base em acompanhamentos de linguagem[3] realizados por fonoaudiólogos e/ou estudantes

---

[1] Os pais das crianças-sujeitos desta pesquisa foram informados sobre a realização deste estudo e assinaram um termo de concordância, autorizando a utilização e a divulgação dos dados da escrita de seus filhos.

[2] Convém esclarecer que esse núcleo, coordenado pela professora Ana Paula Berberian e por nós, é composto por docentes e discentes do curso de graduação em fonoaudiologia e do mestrado em distúrbios da comunicação da Universidade Tuiuti do Paraná. Além de pesquisas, produções científicas e projetos de extensão, tal núcleo, segundo uma concepção interacional e discursiva da linguagem, tem atendido crianças consideradas problemáticas, geralmente encaminhadas pelas escolas em que estudam.

[3] Vale ressaltar que o nosso interesse não é detalhar o acompanhamento fonoaudiológico desenvolvido no núcleo, tampouco discutir o uso que a fonoaudiologia faz de categorias lingüísticas para trabalhar a escrita de sujeitos tomados como portadores de uma dita dificuldade de aprendizagem. Em concordância com os nossos objetivos, pretendemos enfatizar que os dados da escrita das crianças-sujeitos dessa pesquisa, quando produzidos em situações de uso efetivo, são absolutamente previsíveis no processo de apropriação da linguagem e não denotam sintomas ditos disléxicos, mas hipóteses sobre a escrita em construção.

de fonoaudiologia que compõem tal núcleo. Além desses, o caso L.H.M., também vinculado ao núcleo, foi acompanhado em função de nossa prática clínica em fonoaudiologia. Nesse acompanhamento, instaurou-se uma relação intersubjetiva entre nós[4] e a criança em questão.

Antes de passarmos para a análise propriamente dita, convém explicitar o critério utilizado para a seleção dos casos. Para tanto, vale comentar que o núcleo, no qual esses casos estão insertos, começou a funcionar em 1999, estando, em princípio, mais envolvido com leituras e discussões em torno de questões relacionadas à linguagem. A partir de 2001, com o intuito de ampliar e intensificar suas ações, esse núcleo passou a sistematizar acompanhamentos de crianças encaminhadas e previamente consideradas portadoras de problemas de aprendizagem da linguagem escrita. Desde então, até a finalização de nossa coleta de dados, 38 crianças, entre 7 e 13 anos, já haviam sido atendidas. Desse total, 35 foram encaminhadas para avaliação e acompanhamento da linguagem escrita em resposta a uma solicitação direta da escola, e outras 3 já haviam se submetido a atendimentos direcionados por diferentes profissionais.

Portanto, de um universo de 38 crianças, 3 já tinham sido avaliadas ou acompanhadas por outros profissionais, entre os quais um médico, uma fonoaudióloga e uma psicóloga, que confirmaram o pré-diagnóstico levantado pela visão escolar. Buscamos eleger esses três casos tendo como critério o fato de comporem um grupo que se diferencia da totalidade dos casos atendidos pelo referido núcleo, especialmente por contarem com uma ratificação da posição patologizadora assumi-

---

[4] Cabe comentar que fomos nós quem desempenhamos, nesse caso, o papel do interlocutor adulto.

da pela escola. E, para completar o nosso quadro de análise, propusemo-nos a investigar, também, o caso de uma menina que foi encaminhada pela própria escola, sendo atendida diretamente por uma fonoaudióloga que compõe o Núcleo de Trabalho: Fonoaudiologia e Linguagem Escrita.

Nossa análise abrange, então, o estudo do caso G.W.G. que, em função de um dito distúrbio de aprendizagem da escrita, foi, conforme apresentamos em seguida, medicado e acompanhado mensalmente por um neuropediatra; do caso G.A. que, também em função de uma suspeita de ser portador de dificuldades para ler e escrever, já havia sido atendido, durante nove meses, por uma fonoaudióloga que confirmara tal suspeita; do caso L.H.M. que teve seu rótulo corroborado por uma psicóloga; e, por fim, do caso M.S. que foi rotulada pela escola como portadora de dificuldade de leitura e escrita. Após a análise particularizada de cada um desses casos, pretendemos correlacioná-los, mediante o estabelecimento de características próprias e comuns, apontando para considerações mais amplas sobre o processo de apropriação da escrita e também acerca do que tem sido chamado de dislexia ou de dificuldade de aprendizagem relacionada à linguagem escrita.

O caso G.W.G.

G.W.G. é um menino nascido em 30 de agosto de 1990, que foi encaminhado para atendimento clínico pela escola, que o percebia como portador de um distúrbio de aprendizagem da escrita. Ele foi acompanhado pela terapeuta identificada pelas iniciais A.E., que, após uma entrevista com a mãe desse sujeito em 18 de março de 2001, nos revelou dados referentes aos contextos familiar e escolar desse caso, os quais nos auxiliam a analisar a relação estabelecida entre G.W.G. e a linguagem escrita.

Com respeito aos dados relacionados ao seu contexto familiar, o registro de tal entrevista nos indica que G.W.G. convive com o pai, a mãe e uma irmã nove anos mais velha. O pai, que na época estava desempregado, tem o ensino médio completo. A mãe é zeladora e conta com o mesmo grau de instrução. A irmã é operadora de *telemarketing* e se preparava para prestar o vestibular. De forma geral, a família lê habitualmente e, em casa, costuma-se ter materiais escritos diversificados, como: jornais, revistas e gibis. Entretanto, G.W.G. parece ler e escrever por obrigação, não apresentando interesse por tais atividades.

Conforme relato da mãe, G.W.G. "é amoroso, preguiçoso para estudar e um pouco nervoso". Rotineiramente, vai para a escola e fica o resto do tempo em casa. Ele se interessa por futebol, *videogame* e está aprendendo a jogar xadrez, na própria escola. Quanto ao contexto escolar propriamente dito, G.W.G. freqüenta uma escola estadual desde a 1ª série do ensino fundamental. Quando ingressou na 2ª série, sua mãe foi chamada pela professora para ser informada de que ele apresentava problemas de atenção e dificuldade para aprender a escrever, cometendo muitos "erros". Preocupada com o parecer da professora, a mãe o levou até uma psicopedagoga e a um serviço de neuropediatria situado na cidade de Curitiba. O neuropediatra que o examinou, confirmando a suposição levantada pela professora, passou a acompanhar G.W.G. mensalmente, tendo lhe receitado Trofanil[5], duas vezes ao

[5] Trofanil, conforme Silva (1998), é um medicamento – com base farmacológica na imipramina – usado no tratamento da depressão, ansiedade e inibição psicomotora.

dia. Já o trabalho psicopedagógico foi interrompido – apesar de o neuropediatra enfatizar a sua necessidade – pelo fato de a família não poder arcar com os custos do atendimento.

Na época da entrevista, G.W.G. estava cursando a 5ª série pela segunda vez. No que tange aos vínculos estabelecidos no ambiente escolar, a mãe afirma que G.W.G. se relaciona bem com os diversos professores, colegas e, apesar de não apresentar um bom desempenho na maioria das disciplinas cursadas, gosta de ir à escola.

Buscando dar continuidade a um atendimento que pudesse auxiliar G.W.G. a vencer "dificuldades" sugeridas persistentemente pela escola, sua mãe chegou até a Clínica de Fonoaudiologia da Universidade Tuiuti, vinculando-se ao Núcleo de Trabalho: Fonoaudiologia e Linguagem Escrita, já mencionado. Inserto no núcleo, em seu primeiro encontro com a fonoaudióloga A.E., esse menino afirmou que não sabia escrever e, quando tentava, escrevia errado, trocando letras ou esquecendo de grafá-las. Além disso, ele mencionou que sentia dificuldade para fazer redação, escrevendo poucas linhas. A respeito do remédio que tomava por indicação médica, afirmou que o uso de tal medicação não estava resolvendo suas "dificuldades".

Levando em conta o relato da mãe e as afirmações feitas pelo próprio G.W.G., a fonoaudióloga passou a se encontrar semanalmente com o menino, encaminhando eventos com a escrita, nos quais ele pôde atuar sobre e com essa modalidade de linguagem em função de atividades interativas. G.W.G. leu textos narrativos, escreveu regras de jogos para que outras crianças pudessem ler, registrou um relato de experiência pessoal, criou textos publicitários. Com o intuito de encaminhar nossa análise, apresentamos alguns

O nome é Forca
Para jogar você fala um letra se você acerta
não monta o bonequinho e se você erra da sim
Eu penso na palavra igual _ _ M C A
da você pensa e fala B i
Se você erra você monta um pedaço do
boneco por primeiro vem a cabeça, por segundo vem
o corpo, pterceiro vem os mões, por quarto vem os pés.
Quando você erra coloque a letra em cima
porque para não erro de novo. E para cada letra que
você erra é um pedaço do boneco. E quando acerta
coloca a letra nos traços
29/04/02

Figura 1 29 de abril de 2002

desses textos e explicitamos suas condições de produção (ver Figura 1).

Ao produzir esse texto, G.W.G. não fez perguntas e parece ter se embasado no conhecimento prévio que ele e sua interlocutora – a fonoaudióloga A.E. – tinham sobre o "jogo da forca". Ambos haviam acabado de jogar, quando ele foi solicitado a escrever sobre as regras de tal jogo, deixando-as registradas para outros leitores. Nesse caso específico, seus leitores eram outras crianças que, como ele, freqüentavam a clínica de fonoaudiologia. G.W.G. inicia a sua produção nomeando a brincadeira – "O nome é Forca" – e, embora não indique "passo a passo" como é possível viabilizá-la, busca explicitar as regras do jogo, condicionando-as a noções de acertos e erros. Procura, então, esclarecer ao leitor o que acontece nas situações em que o jogador erra e, da mesma forma, o que acontece nas situações em que acerta.

Para tanto, G.W.G. estabelece relação entre partes do seu texto, fazendo uso de vários recursos lingüísticos, os quais, de acordo com Koch (1996; 2003b), são denominados articuladores textuais ou operadores discursivos. Segundo a autora, tais recursos são responsáveis pela coesão do texto e, também, pelas indicações destinadas a orientar a construção interacional do sentido. Convém ressaltar que esse menino estabelece relações de temporalidade em sua produção, utilizando indicadores de ordenação textual que garantem uma sucessão de fragmentos: "por primeiro vem a cabeça... por segundo vem o corpo... por terceiro vêm as mãos... por quarto vêm os pés". Da mesma forma, ele dispõe de recursos que marcam continuidade temporal, como em: "Quando você erra coloque... E quando acerta...". G.W.G. também expressa uma implicação de condicionalidade entre um antecedente e um conseqüente – "Se você erra, você monta um pedaço" – e, ainda, estabelece relações causais, do tipo: "E para cada letra que você erra, é um pedaço do boneco".

A análise desse texto aponta para o fato de esse menino apresentar condições de operar com organizadores textuais. Todavia, não é possível negar que essa produção apresenta incompletudes, as quais não permitiriam que um leitor, desconhecedor do "jogo da forca", pudesse compreendê-lo de forma suficiente segundo a seqüência textual elaborada por G.W.G. Ao produzir essa seqüência, ele denuncia que precisa trabalhar sobre o seu texto escrito para explicitar ao outro leitor várias questões relativas ao referido jogo, tais como: quantos jogadores podem participar, como a brincadeira se inicia e como termina. Nesse sentido, G.W.G. deixa pistas que podem auxiliar o outro – professor, fonoaudiólogo, psicólogo ou qualquer profissional – a participar efetivamente do seu processo de apropriação da escrita, na medida em que indica a necessidade de um trabalho com a escrita voltado para a constituição conjunta da significação.

De acordo com Geraldi (1995), uma das explicações para construções textuais lacunares como essa produzida por G.W.G. está intimamente relacionada a um ensino centrado em uma metalinguagem gramatical, em detrimento de reflexões sobre o funcionamento efetivo da língua em textos. Embora a queixa desse menino, pautada em apontamentos da escola, esteja vinculada a trocas e omissões de letras, bem como ao volume de sua escrita, conforme ele mesmo afirmou para a fonoaudióloga, não são questões gráficas e convencionais que tornam seu texto lacunar, mas questões discursivas. Sobretudo ao considerarmos que os outros leitores para quem ele escrevia eram crianças freqüentadoras da clínica, as quais poderiam desconhecer a brincadeira.

Da mesma forma, no texto que apresentamos abaixo, é possível detectar seqüências que ora apontam para uma construção ambígua, a qual não garante a identificação das pessoas que acompanharam G.W.G. ao mercado, ora não fornece, ao leitor, pistas suficientes capazes de esclarecer alguns pontos levantados por ele (ver Figura 2).

Depois de ter lido um bilhete produzido pela fonoaudióloga, no qual ela narrava eventos de experiência pessoal, G.W.G. foi solicitado a relatar, por meio da escrita, fatos que havia vi-

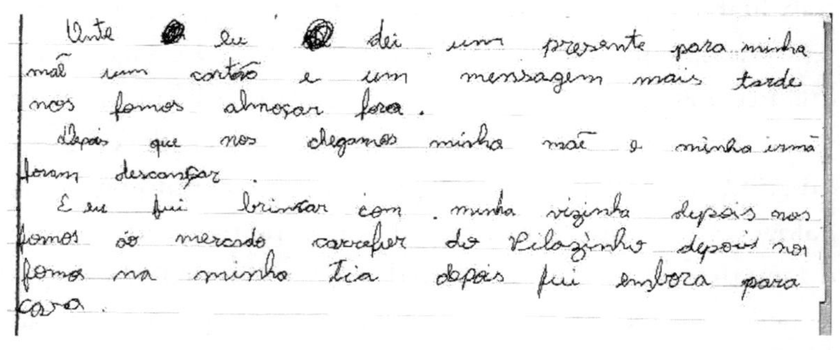
Onte eu dei um presente para minha
mãe um cartão e um menssagem mais tarde
nos fomos almoçar fora.
depois que nos chegamos minha mãe e minha irmã
foram descançar.
E eu fui brincar com . minha vizinha depois nos
fomos ao mercado carrefuer do Pilazinho depois nos
fomos na minha Tia depois fui embora para
casa.

Figura 2 13 de maio de 2002

venciado no dia anterior, produzindo a seqüência textual apresentada acima. Desse modo, tal texto foi produzido para uma leitora bem definida, a fonoaudióloga, e configura-se claramente como um relato de experiência pessoal, relacionado às atividades realizadas por G.W.G. no Dia das Mães. Ele inicia seu texto usando de maneira contextualizada os dêiticos "ontem" e "eu", que, construídos de acordo com a situação enunciativa, dão conta de cumprir a solicitação feita pela fonoaudióloga, esclarecendo a pessoa envolvida no relato e o tempo em que se deu o evento relatado. Para isso, G.W.G. assume-se como a pessoa que se pronuncia em relação ao outro, no caso sua interlocutora/terapeuta, e apóia-se em um sinalizador textual que situa o discurso fundamentado no aspecto temporal.

Dando continuidade ao seu texto, G.W.G. faz construções verbais assinaladas no pretérito perfeito, que são próprias do mundo narrado. Ele também garante a seqüenciação de sua produção lançando mão dos recursos lingüísticos "depois", o qual foi usado recorrentemente, e "mais tarde". Além disso, G.W.G. esclarece, fazendo uso de possessivos, que outras pessoas participaram, com ele, das atividades vivenciadas no dia anterior – "minha mãe", "minha irmã", "minha vizinha" – e evidencia alguns dos locais onde vivenciou as atividades – em "casa", no "mercado" –, deixando outros não esclarecidos. Ao afirmar, por exemplo, "fomos almoçar fora", ele não explicita se esse almoço se deu em um restaurante ou na casa de alguém.

Ao relatar "fomos ao mercado", ele também não evidencia quem o acompanhou: se a sua vizinha, sua mãe, a sua irmã, ou, ainda, se todas juntas. De qualquer maneira, o texto produzido por G.W.G. não é incompreensível. Longe disso, é um texto que mantém continuidade tópica à medida que centra o discurso na dimensão do assunto em pauta – um relato sobre o dia anterior –, fazendo uso de vários recursos textuais capazes de lhe conferir tal continuidade.

Inegavelmente, esse menino sabe usar a escrita para construir seus textos; nesse caso, queremos apontar para a relevância do papel desempenhado pelo outro no processo de aquisição da linguagem. É exatamente esse outro que, participando da construção da escrita e da constituição da significação, pode indicar a G.W.G. a necessidade de ele esclarecer, nas suas produções, alguns pontos obscuros, facilitando o trabalho dos outros leitores. Talvez, pelo fato de sua interlocutora/leitora estar presente no momento da construção da escrita, ele tenha optado por elucidar tais pontos oralmente. Independentemente disso, convém enfatizar que um trabalho conjunto com os textos elaborados por G.W.G. poderia apontar caminhos para esse menino agir com e sobre a escrita por meio do uso efetivo dessa modalidade de linguagem.

Entendendo que a internalização de um saber depende de um processo ativo que emerge de dinâmicas interativas estabelecidas entre um aprendiz e um outro, ressaltamos a relevância de um trabalho com G.W.G. na produção de seus textos. Além de resolver ambigüidades e constituir a significação, um trabalho dialógico com seu relato, por exemplo, abriria várias possibilidades de reflexão acerca dos apontamentos que faz:

a) "Ontem eu dei um presente para minha mãe": por que comemoramos o Dia das Mães? Por que, nesse dia, lhe damos um presente?
b) "mais tarde nós fomos almoçar fora": em que lugar foram almoçar? Qual tipo de comida mais apreciam?

c) "Depois que nós chegamos minha mãe e minha irmã foram descansar": elas descansam sempre após o almoço? Por quê?
d) "E eu fui brincar com minha vizinha": como é o nome dela? Quantos anos ela tem? De que brincadeira vocês mais gostam?
e) "depois nós fomos ao mercado Carrefour do Pilarzinho": quem foi com você? Por que vocês foram a esse mercado? Vocês costumam ir lá com freqüência? Como são os preços dos produtos vendidos nesse mercado?
f) "depois nós fomos na minha tia": o que você quer dizer? Exatamente aonde vocês foram? Vocês foram visitar essa tia? Ela é irmã da sua mãe ou do seu pai?
g) "depois fui embora para casa": fazer o quê? Já era noite? O que você faz em casa aos domingos à noite?

Esse conjunto de perguntas, entre tantas outras que poderiam ser elaboradas, conduziria os interlocutores – o autor do texto e o outro participante do processo de produção textual –, na prática da linguagem, à construção de um diálogo, o qual poderia ser usado na reescrita do texto elaborado por G.W.G. Tendo em vista a constituição de uma atividade dialógica, esse outro participante da produção textual assumiria seu papel na interação verbal viva e real, sem desvincular a linguagem de seu encontro com a vida.

Enfatizamos que a construção de um texto não se fixa no cumprimento de uma tarefa que se resume a aspectos gráficos e/ou gramaticais, mas depende de um movimento que articula produção, leitura e retorno à produção tendo em vista as novas propostas indicadas pelo diálogo estabelecido entre a criança e seu interlocutor adulto. Conforme nos aponta

Bakhtin (1992a), a compreensão por parte do outro envolve uma atitude responsiva, uma contrapalavra. Com essa contrapalavra, a reconstrução da seqüência textual elaborada por G.W.G. seria guiada por uma série de reflexões capazes de imprimir-lhe modificações relevantes.

Prosseguindo com a análise do caso de G.W.G., apresentamos outra seqüência textual produzida pelo menino. Cabe ressaltar que essa seqüência foi elaborada em função de uma atividade conjunta realizada por G.W.G. e a fonoaudióloga A.E. Ambos imaginaram uma situação na qual, como donos de uma mercearia, anunciavam produtos a serem vendidos. G.W.G., animado com a proposta, criou desenhos e elaborou a construção textual evidenciada na Figura 3.

Configurando-se como um texto publicitário, a produção de G.W.G. é dirigida para leitores virtuais, freqüentadores de uma mercearia fictícia. Com o objetivo de chamar a atenção de tais leitores, esse menino faz uso de recursos típicos de propagandas. É possível perceber, no seu texto, a introdução recorrente de alguns itens lexicais, vinculados à noção de comprar e ganhar, conforme os segmentos: "compre e ganhe", "compre vinho", "para ganhar um cupom precisa comprar". Também, com a intenção de evidenciar que os valores dos produtos oferecidos estavam acessíveis, ele recorre, duas vezes, ao uso da construção "por apenas": em "12 bombons *por apenas* R$ 6,00" e em "o quite de café da manhã ... está *por apenas* R$ 24,00".

Sobre o uso recorrente de alguns itens lexicais no texto de G.W.G., vale dizer, de acordo com Koch (2003b), que não existe uma identidade total de sentido entre itens usados recorrentemente em uma produção textual, uma vez que cada um deles traz novas instruções de significado, produzindo um efeito de intensificação, de ênfase, no texto. Segundo a autora, esse efeito, caracteristicamente usado em propaganda, tem

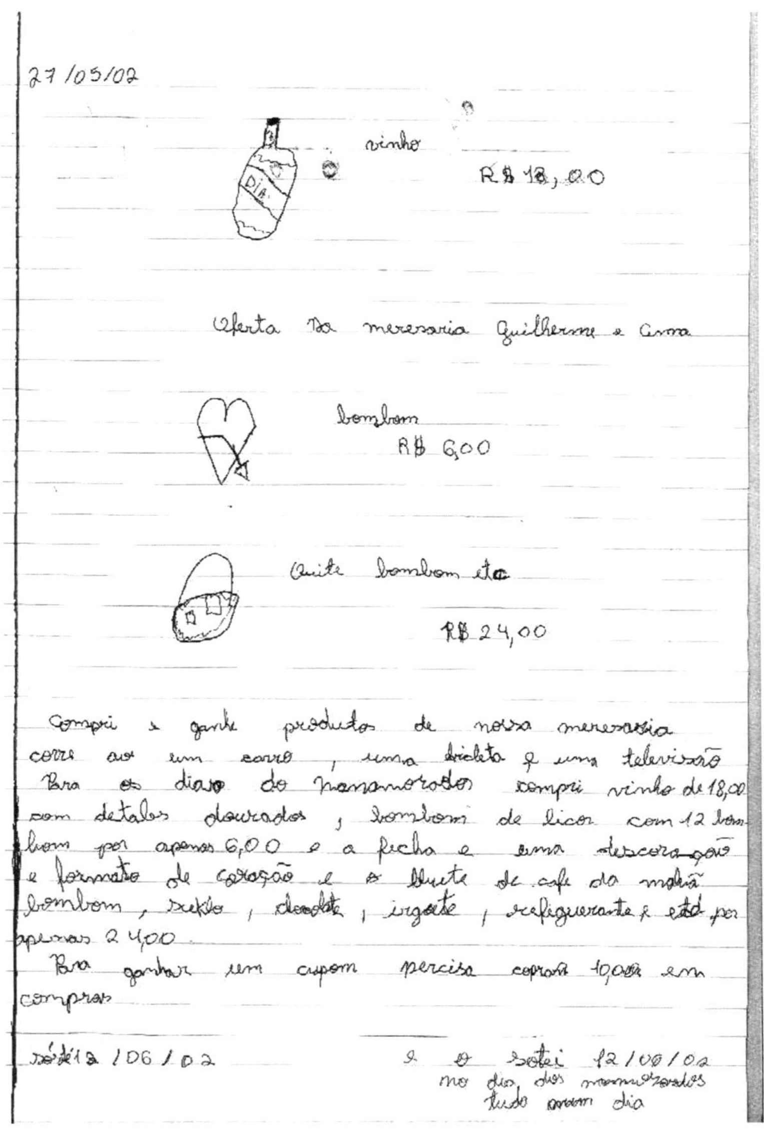
27/05/02

vinho R$ 18,00

DIA

Oferta da meresaria Guilherme e Anna

bombom R$ 6,00

Cesta bombom etc R$ 24,00

Compri e ganhe produtos de nossa meresaria corre aos um carro, uma bicicleta e uma televisão

Pra os dias do nanamorados compri vinho de 18,00 com detales dourados, bombom de licor com 12 bombom por apenas 6,00 e a fecha e uma descoração e formato de coração e o [illegible] de cafe da manhã bombom, [illegible], chocolate, iogurte, refrigerante e etc por apenas 24,00

Pra ganhar um cupom percisa compra 10,00 em compras

[illegible] 12/06/02

e o sotei 12/06/02 no dia dos namorados tudo [illegible] dia

Figura 3 27 de maio de 2002

por objetivo levar o leitor a aceitar a orientação argumentativa do texto e, em última análise, a consumir em determinado estabelecimento ou a comprar dado produto anunciado.

Além de produzir um efeito que condiz com a intenção publicitária do próprio texto e, ao mesmo tempo, garantir seqüenciação à sua produção, uma vez que estabelece relação entre os seus segmentos lançando mão de itens lexicais recorrentes, G.W.G. faz do seu leitor virtual o principal referente de sua seqüência textual:

> ø Compre e ø ganhe produtos de nossa mercearia. ø concorre a um carro, uma bicicleta e uma televisão. Para o dia dos namorados ø compre vinho de 18,00 com detalhes dourados, bombom de licor com 12 bombom por apenas 6,00 e a flecha é uma decoração e formato de coração e o quite de café da manhã – bombom, suco, chocolate, iogurte, refrigerante – e está por apenas 24,00. Para ø ganhar um cupom ø precisa comprar 10,00 em compras e o sorteio 12/06/02 no dia dos namorados tudo no dia.

Assim, esse referente é introduzido, na produção de G.W.G., por meio de elipse[6] com valor pronominal "você", a qual compõe a cadeia que dá progressão ao texto com base em um processo de referenciação. Ainda sobre a construção desse texto, tendo em vista que esta se dá na prática discursiva e depende da partilha de conhecimentos entre os interlocutores, chama-nos a atenção o fato de G.W.G. men-

[6] A elipse, representada pelo símbolo ø, possui freqüentemente valor referencial e caracteriza-se pela omissão de um item lexical, de um sintagma ou de todo um enunciado facilmente recuperável pelo contexto. Nesse texto, verificamos pronomes nulos em vários enunciados, tais como: "ø Compre e ø ganhe produtos de nossa mercearia".

cionar o Dia dos Namorados em "para o dia dos namorados compre vinho" e, também, registrar ao final do texto "e o sorteio 12/06/02 no dia dos namorados", provavelmente por levar em conta a situação da enunciação, apoiado no parâmetro tempo. Afinal, ele escreveu seu anúncio publicitário em 27 de maio, duas semanas antes do tal dia. Da mesma forma, tendo em vista a situação enunciativa, esse menino, em conjunto com a fonoaudióloga A.E., produz anúncios de produtos apresentados tendo como base as imagens que aparecem na Figura 4.

Percebendo o interesse de G.W.G. pela produção de textos publicitários, a fonoaudióloga A.E. propôs uma atividade lúdica em que ambos escolheram figuras representativas de eletroeletrônicos, atribuindo-lhes preços promocionais. Feito isso, ela solicitou a G.W.G. que elaborasse seqüências textuais, mediante as quais, em função de uma situação hipotética, ele anuncia na Figura 5 os diversos produtos representados.

G.W.G. inicia o seu anúncio descrevendo os produtos apresentados nas figuras, enfocando-os em função de orientações argumentativas que pretendem persuadir seu leitor virtual. Convém ressaltar que, para cada produto descrito, ele construiu recursos lingüísticos que, de forma recorrente, indicavam vantagens. Em algumas situações, esses recursos relacionavam-se aos preços estipulados – "é bem barato", "muito barato". Em outras, referiam-se a brindes que acompanhariam a aquisição do produto oferecido: "damos um CD", "barbeador ... com três lâminas e mais três lâminas grátis", "relógio despertador digital ... vem com cronômetro e duas pilhas grátis". E, por fim, também se vinculavam ao uso de elementos que explicitavam o tempo de garantia do produto: "damos um ano de garantia", "é 6 meses de garantia".

computador
2.000,00
1.6GHz
Memória 128 Mb
Disco rígido 40Gb
radio
300,00
vidio - game
500,00
DVD
640,00
relogio
110,00

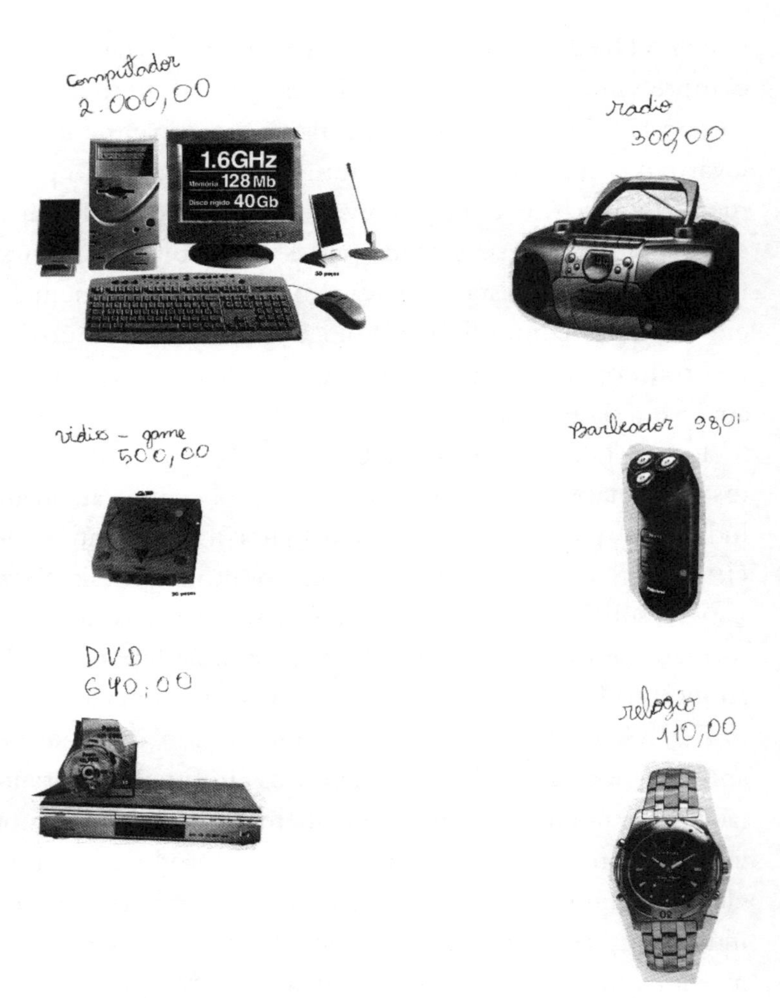

Figura 4 1º de julho de 2002

Desse modo, G.W.G. parece operar com um *script*[7] bastante conhecido, caracterizado por ações de lojas de departamento ou supermercados que buscam vender produtos em ofertas e

[7] De acordo com Fávero (1995), *scripts* são planos invocados freqüentemente para especificar ações que incorporam, de forma dinâmica, seqüências estereotipadas.

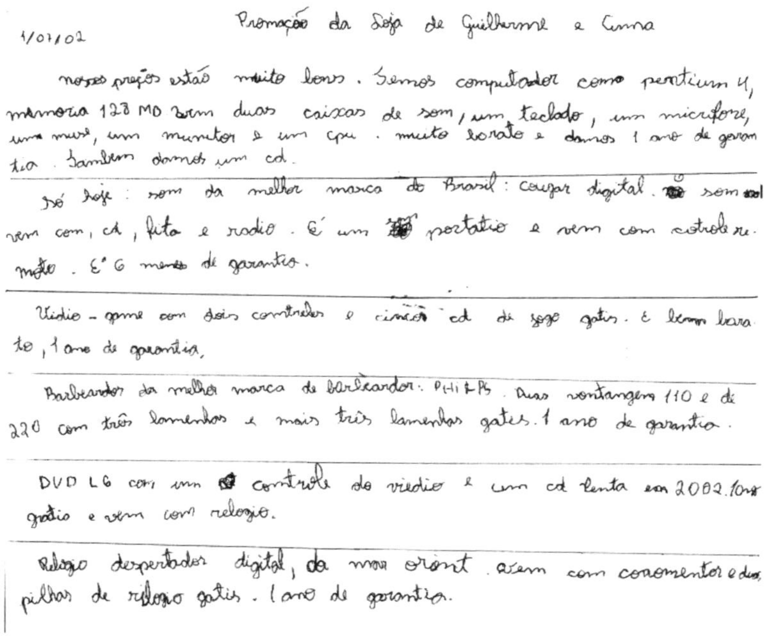

Figura 5 1º de julho de 2002

planos promocionais, indicando preços e vantagens relacionados à compra dos respectivos produtos.

Uma vez constatado esse *script*, torna-se possível interpretar diferentes segmentos do anúncio elaborado por G.W.G., tais como: “Só hoje: som da melhor marca do Brasil: cougar digital. O som vem com cd, fita e rádio. É um som portátil e vem com controle remoto”. Ora, a construção e a interpretação desse enunciado apontando a oferta de referido som portátil, a qual se esgotaria no próprio dia em que estava sendo anunciada, não se dão somente por recursos lingüísticos explicitados no texto, mas, conforme Marcuschi (2001c), dependem de estratégias cognitivas fundadas em conhecimentos vinculados ao modelo de mundo textual presente no co(n)texto. Nesse caso, o uso do elemento dêitico "só hoje", bem como o estabelecimento de sua relação com o restante do enunciado, está vinculado ao roteiro textual que se pautava na apresentação de vendas promocionais.

Da mesma forma, a construção "Barbeador da melhor marca de barbeador ... Duas voltagens 110 e de 220. Com três lâminas e mais três lâminas grátis" é elaborada por G.W.G. mediante um processo anafórico que não conta com antecedentes ou subseqüentes explícitos no texto. Nesse caso, contudo, as estratégias cognitivas de que esse menino dispõe estão vinculadas a conhecimentos semânticos armazenados no léxico. A introdução dos referentes "duas voltagens" e "três lâminas" está ancorada em vínculos semânticos estabelecidos com o item "barbeador", ou seja, está inscrita nas relações parte/todo.

Por isso, nessa construção, podemos verificar um tipo de anáfora indireta. De acordo com Marcuschi (2001c, p. 226):

> as anáforas indiretas evidenciam essencialmente três aspectos: primeiro a não-vinculação da anáfora com a *correferencialidade*, segundo, a não-vinculação da anáfora com a noção de *retomada* e, terceiro, a *introdução de referente novo*.

Desse modo, a anáfora indireta configura-se como ação remática e temática simultaneamente, uma vez que traz a informação nova e a velha, produzindo uma tematização remática, conforme observamos logo no início do texto de G.W.G.: "Nossos preços estão muito bons. Temos computador como pentium 4". Nessa seqüência também é possível verificar um caso de progressão referencial não direta, uma vez que G.W.G. apresenta uma nova informação relacionada ao computador, vinculando-a a outra informação já dada e referente ao preço, a partir da inexistência de um vínculo de retomada no co-texto.

Portanto, nessas seqüências, estão indicados casos de construção ou ativação de referentes no processo textual-discursivo, os quais dependem de atenção cognitiva por parte de seu produtor e, também, de seu leitor. Enfatizamos que esses exemplos simples indicam seqüências com uma referenciação implícita, sendo produzidas na atividade dialógica à medida que G.W.G. mobiliza um vasto conjunto de conhecimentos: o conhecimento lingüístico, o conhecimento de mundo, o conhecimento da situação comunicativa e de suas "regras", o conhecimento tipológico de produções textuais e, também, o conhecimento de outros textos que permeiam a nossa cultura, envolvendo a intertextualidade.

Cabe ressaltar aqui a relevância da análise de textos durante o processo de apropriação da escrita. Desconsiderando tal análise, jamais perceberíamos as estratégias mobilizadas por G.W.G. na construção de seus textos. Além disso, no interior de construções textuais, elaboradas e consideradas segundo o uso efetivo da linguagem, a investigação de aspectos gráficos e convencionais da escrita aponta os "erros" ortográficos como atitudes previstas – hipóteses lançadas sobre tal material lingüístico – no processo de apropriação desse objeto de conhecimento.

Conforme apresentado nos capítulos três e quatro, sabemos que, se a nossa investigação estivesse pautada em manuais que buscam classificar a dita dislexia como um distúrbio de aprendizagem da linguagem escrita, os "erros" apresentados na escrita desse menino seriam encaixados em quadros diagnósticos que corroboram a noção de distúrbio, desconsiderando as reflexões e as estratégias que G.W.G., de forma única e singular, lança sobre o objeto escrito.

Entretanto, com relação aos aspectos gráficos e convencionais – objetos que motivaram a preocupação da escola –, não percebemos qualquer fato indicando manifestações patológicas nas produções de G.W.G. Chama-nos a atenção o fato de esse menino ter afirmado que não sabia escrever. Sua afirmação, provavelmente vinculada à noção da escola e ratificada pela conduta médica, denuncia a imagem negativa que ele lançava sobre si mesmo e sobre a escrita. G.W.G. já havia incorporado o rótulo de portador de uma dificuldade ou distúrbio de aprendizagem por apresentar "erros" na escrita, a qual estava sendo concebida como um código a ser registrado, ou seja, como um conjunto de sinais inertes independentes da manipulação do aprendiz.

Em direção contrária, tomando a linguagem como atividade constitutiva de recursos expressivos próprios de uma língua natural, entendemos esses "erros" como resultantes do próprio trabalho de manipulação e, em última análise, de constituição da escrita. Assim, a investigação dos textos apresentados mostra que G.W.G. utiliza letras cursivas, preocupando-se com o uso de maiúsculas e minúsculas e, também, com o uso de sinais de pontuação. Há um único caso nos textos em que verificamos hipossegmentação: "porterceiro" para "por terceiro", fato que, conforme já discutido, é comum no processo de construção do objeto escrito.

Ainda quanto à ortografia, é possível perceber que esse menino escreve "mões" em vez de "mãos" e "onte" para "ontem", indicando algumas dúvidas ou instabilidades na escrita desses poucos vocábulos. De acordo com a discussão que apresentamos no capítulo dois, essas "inadequações" ortográficas devem ser interpretadas como fatos absolutamente previsíveis que acompanham o processo de apropriação da escrita.

A construção do vocábulo "mões" indica que, embora G.W.G. reconheça aí uma nasalização, ele não domina a forma de sua representação, nesse contexto. Diferentemente do que ocorre na escrita de "onte", na qual não aparece marca de nasalização no final da palavra, denotando uma instabilidade quanto ao uso dessa marca. De acordo com Abaurre (1987), a exigência ortográfica relacionada à qualidade nasal de uma vogal em final de sílaba pelas letras "m" ou "n" é um dos aspectos de nossa escrita que o aprendiz demora mais a dominar.

As trocas, as adições e as omissões de letras apresentadas por G.W.G. – por exemplo, na escrita das palavras "compri" para "compre", "descoração" para "decoração" e "fecha" em vez de "flecha" – são fatos que acompanham o processo de construção da escrita, refletindo exatamente o sujeito-aprendiz e suas ações lingüísticas. O vocábulo "compri" provavelmente foi construído dessa forma porque G.W.G. pauta-se na oralidade. Da mesma forma, "descoração" e "fecha" revelam que ele ainda não domina totalmente o engendramento das letras, mas de forma alguma indicam sintomas patológicos.

Por fim, no que diz respeito ao traçado da escrita de G.W.G., percebemos em alguns pontos dos seus textos marcas de refacção deixadas por ele quanto ao uso de letras em determinadas palavras, como no interior da primeira seqüência textual apresentada, mais especificamente na escrita da palavra "corpo", em que a letra "r" aparece sobreposta em relação às demais. Ainda, nessa seqüência, é possível verificar alguns rabiscos deixados pelo menino sobre letras já grafadas, como acontece nos contextos "O nome é Forca" e "Quando você erra coloque a letra em cima". Do mesmo modo, no segundo texto apresentado, verificamos que, ao escrever a palavra "descansar", G.W.G. usa a letra "s" e depois, sobre ela, coloca "ç", indicando operações de reelaboração sobre o objeto escrito. Essas marcas de reelaboração deixadas pelo aprendiz apontam para a disponibilidade que ele tem em trabalhar e manipular a escrita.

Uma semana após a construção do último texto apresentado, a mãe de G.W.G. informou à fonoaudióloga A.E.[8] que, pelo fato de ter conseguido vaga em um centro psicopedagógico próximo à sua casa, recomendado pelo neuropediatra, interromperia o trabalho que estava sendo realizado com ele. Por isso, perdemos o contato com G.W.G. De qualquer forma, enfatizamos que os dados da escrita desse menino indicam que ele está em pleno processo de apropriação da escrita, manipulando-a como um objeto de conhecimento.

Esse fato pôde ser evidenciado à medida que consideramos a escrita de G.W.G. com base em seus aspectos textuais e gráficos. Do ponto de vista textual, verificamos que G.W.G. dispôs de diferentes estratégias na produção de seus textos. Resumidamente, podemos afirmar que ele se valeu de atividades de referenciação explícitas e implícitas, contando com a utilização de elipses, nominalizações, pronominalizações; fez uso de recorrência de termos, garantindo um efeito de intensificação aos seus textos, de acordo com seus propósitos; também lançou mão de operadores temporais e de outros articuladores discursivos, dando progressão seqüencial às suas produções. Assim, como produtor e planejador de unidades lingüísticas significativas, G.W.G., em função de

[8] G.W.G. e a fonoaudióloga A.E. encontraram-se semanalmente entre os meses de abril e julho de 2002, totalizando dez encontros de aproximadamente 45 minutos cada um.

atividades dialógicas, organizou seus textos orientando o seu interlocutor, por meio de marcas textuais, viabilizando a construção de sentido(s).

Com relação aos aspectos gráficos, conforme já apontado, todos os "erros" e refacções apresentados por G.W.G. são lingüisticamente justificados e tomados como indícios, pistas, sinais da concretização da apropriação da escrita mediante um trajeto único e particular percorrido por esse menino. Tomando, por um lado, as possibilidades que G.W.G. mostrou para a produção de textos e, por outro, as suas "inadequações" ortográficas como hipóteses que fazem parte do processo de apropriação da escrita, discordamos da visão da escola e do médico que apontaram esse menino como portador de um distúrbio relacionado à linguagem escrita. Em posição contrária, distanciando-nos de uma noção envolvida com a medida padronizada do reconhecimento e reprodução de sílabas, palavras e frases isoladas de um contexto, antes de tomarmos dados da escrita de G.W.G. como sintomas de um distúrbio, entendemos tais dados como indícios da relação que ele está estabelecendo com a escrita.

O caso G.A.

G.A. é um menino nascido em 9 de outubro de 1992 que foi indicado para atendimento clínico-fonoaudiológico por apresentar, conforme posicionamento da escola, dificuldades de aprendizagem da língua escrita. Ele foi acompanhado pela terapeuta K., a qual, após entrevista realizada com a mãe da criança em 28 de março de 2002, nos passou informações relevantes sobre o caso.

Com relação ao contexto familiar, G.A. mora com o pai, que é vendedor; com a mãe, que trabalha como doméstica;

com um irmão, quatro anos mais novo; com a avó materna; e, também, com uma tia. De acordo com a mãe, G.A. é um menino preguiçoso e acomodado, mas tranqüilo, "que tem sempre medo de errar e ser cobrado". Quanto às experiências da família com a escrita, tem-se o costume de ler jornais e revistas.

No que se refere à escola, G.A., na época do relato da mãe, estava cursando a 4ª série, aos 10 anos de idade, em uma escola municipal próxima da sua casa, em Curitiba. Segundo a mãe, quando ele estava no 2º ano, a escola a chamou para informar-lhe que seu filho tinha dificuldades de leitura e de escrita, apresentando leitura pausada e diversas trocas na escrita. Em função dessa queixa, ele se submeteu, por aproximadamente nove meses, a um acompanhamento fonoaudiológico. Porém, desistiu de tal atendimento, pois, além de não apresentar melhoras, segundo a mãe, ele não gostou da experiência porque fazia tarefas de leitura e repetição de palavras compostas exatamente pelas letras que tinha dúvidas em usar.

Após a entrevista feita com a mãe da criança, a fonoaudióloga K. passou a atender G.A. semanalmente. Durante esses atendimentos, distanciados de treinos mecanizados, ambos desenvolveram várias atividades que privilegiam a escrita em situação de interação. Elaboraram diálogos compartilhados, escreveram bilhetes e histórias inventadas em conjunto. Para nossa análise e discussão, apresentamos a seguir produções escritas por G.A. e explicitamos as situações de produção.

A Figura 6 apresentada na próxima página foi elaborada seguindo uma sugestão feita pelo próprio G.A. Segundo a fonoaudióloga K., conversando sobre a escrita e suas funções, esse menino afirmou que queria "fazer" uma história, mas

El fui até o barque engantada da labo Mau. 08/04/02
Chegando lá, encontrei uma bela casa onde moravam muitos
seres esquisitos e temas/de cara com a laba lá e nos fagina e
fomas num pringuedo estranho e eu fiquei enjoata. Fiquei tão
enjoado que tive que parar por alguns minutos. Quando
me senti melhor, corri, corri e entrei dentro de uma caverna.
Estava muito escuro e fiquei com medo! afei um batam e
bam fiis uma grante luz. Esta luz era tão forte, que não
conseguia enxergar. X
E fiquei sega e badia a cabeza na parede Desmaiei! Quando
acordei, um senhor bem velhinho estava ao meu lado e dise
ararara e virau um mastra de um olho. Saí da caverna
e acabei voltando para o parque encantado. Dei de cara
com um pequeno ser que parecia um duende.
E ele era um majiga e me ajudou a vuentar para casa
Quando voltei, fui correndo contar esta história para meu
melhor amigo. Gamtei tada e viferaz mai aumenas felizes
para sempre.
Fim

Figura 6 8 de abril de 2002

tinha medo de escrever, pois apresentava “erros” na escrita. Levando em consideração essa afirmação, a terapeuta sugeriu a construção de uma história em conjunto e G.A. aceitou a idéia. Portanto, a seqüência apresentada retrata uma criação compartilhada, com partes escritas pela terapeuta e partes escritas por G.A. Cabe comentar que, segundo a terapeuta K., o menino não fez pergunta alguma ao escrever. Ele lia com atenção as construções de K. e, dando seqüência a elas, produzia seus enunciados.

Dessa forma, ambos elaboraram uma história iniciada por G.A. que assume, na primeira pessoa, a posição de narrador/

personagem e propõe, logo de saída, um enredo de ficção na medida em que abre o texto se dispondo a escrever sobre "um parque encantado do lobo mau". Feita a introdução, os dois parecem se divertir desenvolvendo o tema proposto e escrevendo, aparentemente, sem um planejamento prévio. Eles introduzem personagens – o lobo mau, um senhor velhinho, um monstro de um olho, um duende e o melhor amigo do(s) narrador(es) –; definem e redefinem os espaços nos quais se passam as ações narradas – o parque encantado, uma caverna e a casa do(s) narrador(es) –; seqüencializam os acontecimentos que se desenrolam no passado e, finalmente, G.A. toma a iniciativa de propor um desfecho para a história.

Segundo Labov e Waletesky (1967), uma seqüência narrativa é composta por cinco seções principais, as quais podem ser reconhecidas na história criada por G.A. e a terapeuta K. Para esses autores, a narrativa se inicia pela seção-exposição, em que a história começa com a apresentação de uma situação equilibrada: "Eu fui ao parque encantado do lobo mau".

Na seqüência, a história desenvolve a seção-complicação, que compreende a introdução de eventos perturbadores e desencadeadores de tensão: "e demos de cara com o lobo lá e nós fugimos e fomos num brinquedo estranho e eu fiquei enjoado". Depois, na seção das ações, são apresentados acontecimentos que decorrem da perturbação introduzida na seção anterior: "Fiquei tão enjoado que tive que parar por alguns minutos. Quando me senti melhor, corri ... e entrei dentro de uma caverna. Estava muito escuro e fiquei com medo. Achei um botão e fiz uma grande luz ... Dei de cara com um pequeno ser que parecia um duende".

Na seção-resolução, são apresentados acontecimentos que tendem a reduzir o estado de tensão: "E ele era um mágico e me ajudou a voltar para casa. Quando voltei, fui correndo contar esta história para meu melhor amigo"; e, na seção final, um novo estado de equilíbrio é alcançado por essa resolução: "Contei tudo e vivemos mais ou menos felizes para sempre".

Nessa construção conjunta, G.A. mostra que pode organizar uma narrativa, criando a ficção por meio da linguagem escrita: ele estabelece dependência temporal entre os eventos narrados, usa verbos de ação para estabelecê-la e, também, emprega o tempo perfeito, satisfazendo os critérios lingüísticos que identificam um texto narrativo. E, para concluir, tomando o intertexto como pano de fundo, ou seja, valendo-se do conhecimento que tem acerca de outros textos, em um procedimento de colagem, recorta um operador que marca a finalização de dada estrutura narrativa – "vivemos mais ou menos felizes para sempre" – e cola na sua história de ficção, dando-lhe um desfecho.

Ainda quanto à produção desse texto, é possível afirmar que os fatos narrados relacionam-se entre si em função de suas características verossímeis. Além disso, essa produção apresenta seqüenciação estabelecida por meio da reiteração de itens lexicais – "eu fiquei enjoado. Fiquei tão enjoado...", "corri, corri..." –; da recorrência de tempos verbais no passado – "fui", "encontrei", "fiquei", "achei", "acordei", "voltei" –; e, também, do uso de vários articuladores textuais. Entre estes, ressaltamos os seqüencializadores e do "quando" – "e demos de cara com o lobo ... e fomos num brinquedo ... e eu fiquei enjoado", "Quando voltei" –; os marcadores espaciais – "fui até o parque ... e demos de cara com o lobo lá" –; os pronomes pessoais e artigos indefinidos com valor anafórico – "Dei de cara com um pequeno ser que parecia um duende. E ele era um mágico".

Quanto aos aspectos gráficos e convencionais da escrita, podemos perceber que G.A. escreve com letra cursiva, fazendo uso de maiúsculas e minúsculas, mas parece dar pouca importância às marcas de pontuação. No que se refere à segmentação, apresenta uma única "inadequação" relacionada à juntura de "oumenos" para "ou menos", fato que, já discutido no capítulo dois, pode ser explicado em função de a criança transcrever unidades rítmico-entoacionais da fala.

Embora G.A. demonstre já ter entendido que o nosso sistema de escrita é alfabético, fazendo a relação fonema/grafema, parece não ter dominado algumas exigências ortográficas. Em determinadas situações, ele não registra a qualidade nasal da vogal em final de sílaba ou a registra sem levar em conta a convenção, como ao escrever "mostro" em vez de "monstro" e "botam" para "botão". Todavia, conforme já comentado, esse é um dos critérios da nossa escrita que o aprendiz mais custa a apreender.

Além disso, G.A. escreve "dise" para "disse" e "sego" para "cego", em função da nossa ortografia, que se vale, arbitrariamente, de diferentes letras para grafar o mesmo som, gerando dúvidas durante o processo de apropriação da escrita. Da mesma forma, essa explicação cabe para o uso indiscriminado que G.A. faz das letras "l" e "u", empregadas na escrita dos vocábulos "el" para "eu" e "voutar" para "voltar". Afinal, a questão de saber quando grafar uma ou outra depende de uma opção arbitrária.

G.A. também usa, assistematicamente, as letras "b", "d", "g" no lugar de "p", "t", "c" e vice-versa, grafando, em algumas situações, "f" e "j" no lugar da letra "v" e do dígrafo "ch", respectivamente. Portanto, ele nos indica que está escrevendo algumas palavras em função da transcrição fonética. Segundo Cagliari (1998), esses usos "equivocados" são percebidos apenas na escrita de letras relacionadas aos sons consonantais fricativos e oclusivos, em virtude de estarem dispostos em pares mínimos diferenciados por um único traço distintivo, que é a sonoridade. Para o referido autor, esse tipo de "equívoco" é comum no processo de apropriação do objeto escrito e, ao manipular tal objeto, o aprendiz aprende a respeitar a ortografia, diferenciando-a da transcrição fonética.

A questão da manipulação da escrita, inclusive, parece ficar clara na reescrita de G.A. Depois de escrever a sua história de ficção, esse menino, segundo relato da terapeuta K., anunciou o desejo de produzir um livro para recontar sua narrativa. Ele releu seu texto, sublinhou[9] as palavras que, na sua opinião, precisavam ser reescritas e organizou a mesma narrativa, em forma de livro, conforme apresentamos nas páginas seguintes.

Antes de passarmos para a análise dessa reescrita, convém comentar que a fonoaudióloga K. passou a ler e a manusear com G.A. vários livros infantis, levando em conta o desejo expresso por ele de organizar um livro. Dessa forma, além de tomar maior cuidado com a convenção, G.A. foi capaz de perceber diferentes detalhes que são considerados na sua reescrita: a necessidade de fazer uma capa para o livro com o título da história, a distribuição da narrativa em diferentes páginas ilustradas com desenhos, a possibilidade de escrever sobre os dados pessoais do escritor, na orelha do livro, conforme o último quadro apresentado.

Começando pelo título, não podemos deixar de chamar a atenção para a sua escolha – "As aventuras de Guirlian" –,

[9] No próprio texto apresentado anteriormente, é possível verificar os vocábulos sublinhados por G.A.

A capa

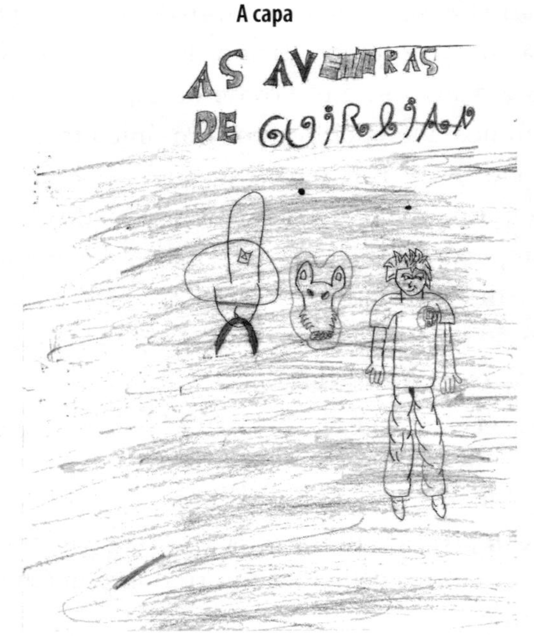

Figura 7 22 de abril de 2002

Página 1

Eu fui até o Parque encantado do lobo mau.
Chegando lá encontrei uma bela casa onde moravam muito
seres esquisitos e demos de cara com o lobo e nós fugimos e fomos num brinquedo estranho e eu fiquei enjoado
fiquei tão enjoado que tive que parar por alguns minutos.
Quando me senti melhor, corri e entrei dentro de uma caverna Estava muito escuro e com medo achei um botão e bum
fez uma grande luz Esta luz era tão forte que não con-
guia enxergar

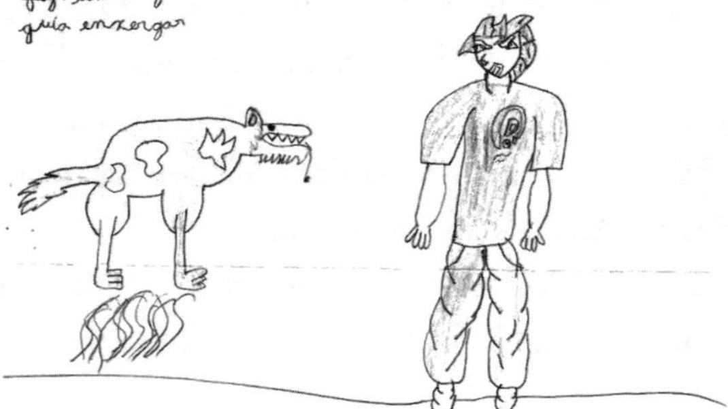

Figura 8 22 de abril de 2002

Página 2

E fiquei cega e bati a cabeça na parede. Desmaiei! Quan
da acordei, um senhor bem velhinho estava ao meu lado
e disse arrarrarra e vbrau um mastro de um olho sai da
caverna e acabei voltando para o parque encantado.
Dei de cara com um pequeno ser que parecia um duende.

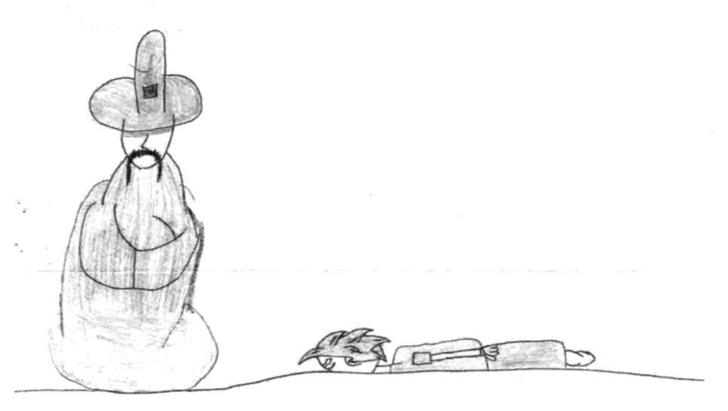

Figura 9 29 de abril de 2002

Página 3

E ele era um magico e me ajudou a voltar 29/04/02 para casa.
Quando voltei fui correndo contar esta historia para
meu melhor amigo contei tudo e vivimos mais ou
menos felizes para sempre.

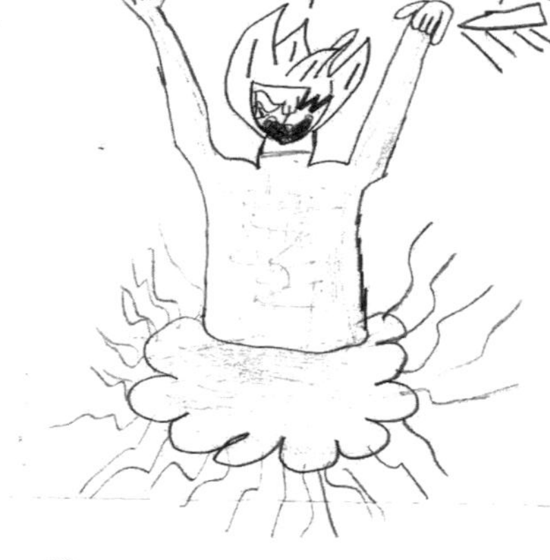

Figura 10 29 de abril de 2002

A orelha do livro

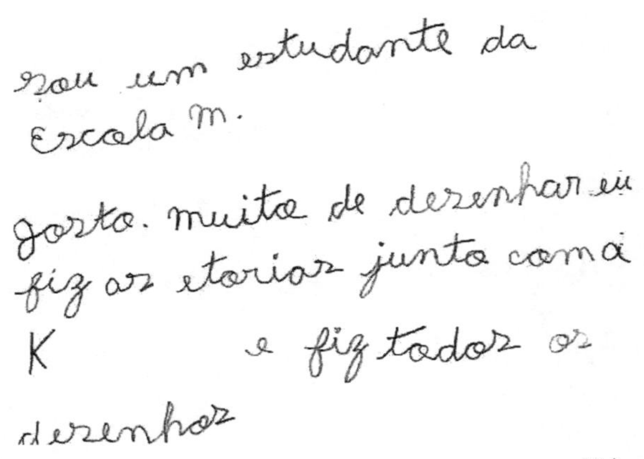
sou um estudante da
Escola M.
gosto. muito de dezenhar eu
fiz as etorias junto coma
K e fiz todos os
dezenhos

Figura 11 08 de maio de 2002

coerente com o tema desenvolvido, bem como com a autoria conjunta, representada pela fusão dos nomes de seus dois autores: G.A. e sua fonoaudióloga. Da mesma forma, os desenhos feitos por G.A. apresentam-se em relação harmônica com o texto. No que se refere aos dados pessoais do escritor do livro, G.A. escreve seu nome e sobrenome[10], confirmando definitivamente a sua autoria. Na orelha do livro, relata que é um estudante de determinada escola[11], comenta seu gosto por desenho e, também, o fato de ter produzido a história em conjunto com a fonoaudióloga, no caso uma co-autora.

Comparando as duas versões dessa narrativa – em um primeiro momento organizada despretensiosamente sem considerar alguns cuidados com a ortografia e, depois, em sua versão final, apresentada sob a forma de livro –, é possível perceber a reelaboração da escrita de G.A. em um processo

[10] O nome e sobrenome de G.A., colocados por ele no texto, foram aqui excluídos para preservar a identidade da criança.

[11] O nome da escola, escrito no texto por G.A., também foi excluído para preservar a identidade da criança.

que indica sua disponibilidade para o trabalho com a escrita. A propósito da atividade de G.A. com a linguagem escrita, chama-nos a atenção a sua disposição para escrever e reescrever suas seqüências textuais. De forma geral, nesse trabalho, ele passou a dar maior atenção às regras e convenções sociais da modalidade escrita da linguagem e, com base em discussões feitas com a fonoaudióloga K., reescreveu sua história seguindo a convenção. Tanto que as "inadequações" apresentadas na primeira versão – uso indevido de letras, juntura vocabular, ausência de marcas de nasalização, apoio na transcrição fonética – foram todas, em função da atividade de G.A. com a escrita, revistas e reestruturadas na organização do livro.

As Figuras 12 e 13 apresentam duas versões de outro texto produzido por ele.

Essa produção, em primeira e em segunda versão, diferente do gênero textual analisado antes, configura-se como uma carta, a qual tem, basicamente, a intenção de anunciar uma surpresa – a confecção do "livro" já elaborado por G.A. – para uma leitora bem definida. Inicialmente, ele

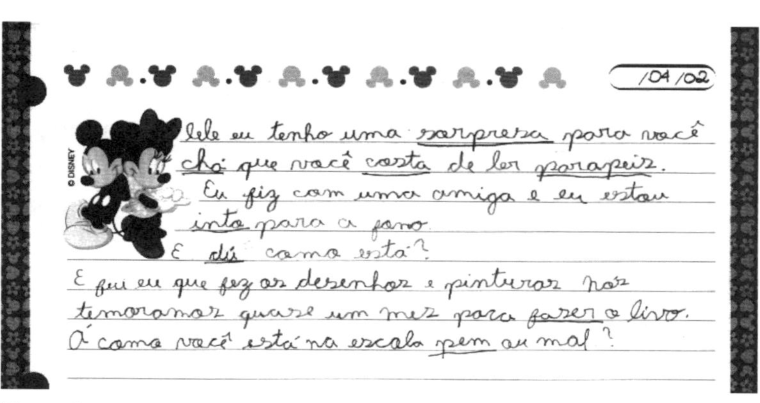

/04/02
lele eu tenho uma sarpresa para você
chá que você costa de ler parapeis.
Eu fiz com uma amiga e eu estou
inta para a pano.
E dís coma esta?
E fui eu que fez os desenhos e pinturas nós
temoramos quase um mes para faser o livro.
Á coma você está na escala pem ou mal?

Figura 12 29 de abril de 2002

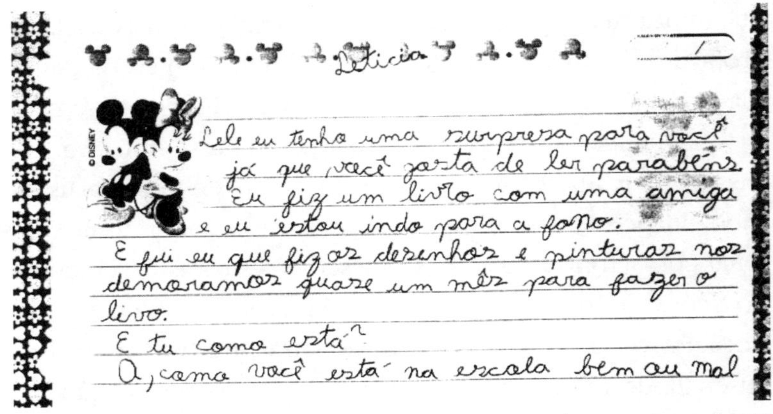
Letícia

Lele eu tenho uma surpresa para você
já que você gosta de ler parabéns.
Eu fiz um livro com uma amiga
e eu estou indo para a fono.
E fui eu que fiz os desenhos e pinturas nos
demoramos quase um mês para fazer o
livro.
E tu como está?
A, como você está na escola bem ou mal

Figura 13 06 de maio de 2002

nomeia sua leitora – a Lele – para, logo em seguida, contar-lhe que havia confeccionado um livro em conjunto com uma amiga. Percebendo que, na primeira versão da carta, não estava esclarecida a surpresa a ser anunciada, G.A., ao reescrevê-la, explicita: "Eu fiz um livro". De qualquer forma, é possível afirmar que a informação sobre a elaboração de tal livro, na segunda versão da carta, foi feita seguindo uma estratégia referencial que relaciona seqüências do texto, uma vez que toda a sentença "Eu fiz um livro com uma amiga" está vinculada à expressão "surpresa" anunciada no início do bilhete. Assim, por meio de uma relação anafórica, G.A. dá tessitura à sua produção textual, integrando as suas partes em um todo significativo.

Além disso, levando em conta o contexto de produção, ele esclarece à sua leitora que fez os desenhos do referido livro e, ainda, utilizando-se de operadores discursivos temporais, anuncia o tempo que levou para confeccioná-lo: "quase um mês". Parece que, para dar continuidade à sua carta, G.A. apresenta uma mudança tópica na medida em que foca a atenção em uma intenção secundária: fazer perguntas para à sua interlocutora/leitora – "E tu como está?"; "como você está na escola" –, as quais a envolviam diretamente. Portanto, do ponto de vista textual, a carta elaborada por G.A. mostra-se perfeitamente organizada e passível de ser interpretada.

Essa análise dos textos de G.A. nos leva a ressaltar a necessidade de considerarmos a produção textual dos sujeitos-aprendizes da escrita, e não simplesmente os aspectos gráficos e convencionais distanciados da atividade dialógica. O livro e a carta produzidos por G.A., por exemplo, nos permitem afirmar que, ao construir, por meio da escrita, seqüências lingüísticas significativas, o sujeito-aprendiz não tem um problema de linguagem que justifique a existência de uma suposta dificuldade na escrita ou dislexia. Neste ponto, reafirmamos que toda e qualquer análise da escrita deve embasar-se em condições de uso efetivo, garantindo a possibilidade de construção de sentido(s). Afinal, a linguagem não se constitui por um código abstrato de estruturas lingüísticas já totalmente prontas, tampouco pela produção monológica isolada da palavra do outro, ou por mero ato psicofisiológico, mas pela interação verbal que se realiza nos processos enunciativos.

Para enfatizarmos o equívoco que permeia o rótulo de dislexia, salientando a capacidade de G.A. para construir textos conforme estratégias que lhes garantam organização e sentido, apresentamos, na seqüência, mais uma de suas produções.

Antes de passarmos para a análise propriamente dita, convém esclarecer que esse texto foi produzido em função de uma sugestão do próprio G.A. De acordo com a fonoaudióloga que o atendia, desde a primeira produção conjunta

Guigo estava triste e desidiu mantar um balão
para fugir de casa ele mantou e fugiu.
Mas o balão estarau quanto ele estava
lamge de casa ele foi parar numa floresta
depois dele antar ele cavau um buraco de 2
metros e achou um ovo gramde do tamanho de uma
bola de basquete. Abous um mes na floresta o
ovo chocou e saiu um dinasauro e virou amigo
do Guigo. Guigo e suingue viraram amigos e aprontaram
bastante na floresta a te que um dia a mae do
Guigo bem triste foi procurar Guigo. ele gostava
de floresta e foi para que ela foi quanto ela
emgamtou Guigo ela falou: – o Guigo famos
para casa para nois primcar * se o suingue
poder ir junto * eu so vou
– quem é suingue o seu magago não é ele
– aque é uso o meu dinasauro
grante deja ele ir não pur fafor – sim sim
tabom. a noza casa é

Figura 14 23 de setembro de 2002

na qual escreveram a narrativa que resultou no livro intitulado "As aventuras de Guirlian", esse menino passou a afirmar que gostaria de ser escritor. Assim, ele se propôs a produzir outra história, cuja versão inicial, apresentada acima, foi reescrita e depois transformada em outro livro.

Nessa versão, é possível perceber claramente a organização de uma narrativa de ficção, com uso de verbos no tempo passado, apresentação de personagens no decorrer do discurso, o qual – apesar de não dispor de recursos lingüísticos cristalizados, próprios de histórias ficcionais, como "era uma vez", "daí", "depois", "acabou a história, morreu a vitória" – se desenvolveu, de forma inusitada, com abertura, complicação e desfecho.

Para destacarmos estratégias usadas por G.A., na construção dessa narrativa, enfocamos duas cadeias anafóricas – uma para o referente "Guigo" e outra para o referente "ovo" –, as quais, com o objetivo de facilitar o trabalho do leitor, estão respectivamente sublinhadas e negritadas abaixo:

> Guigo estava triste e ø decidiu montar um balão para ø fugir de casa ele montou e ø fugiu. Mas o balão estourou quando ele estava longe de casa. ele foi parar numa floresta depois de ele andar, ele cavou um buraco de 2 metros e ø achou um **ovo** grande do tamanho de uma bola de basquete. Após um mês na floresta **o ovo** chocou e saiu **um dinossauro** e virou **amigo do Guigo**. Guigo e **Suingue** viraram amigos e aprontaram bastante na floresta até que um dia a mãe de Guigo bem triste foi procurar Guigo. ele gostava de floresta e foi para lá que ela foi. quando ela encontrou Guigo ela falou: – oi Guigo vamos para casa para nós brincar – eu só vou se *o* **Suingue** puder ir junto – quem é **Suingue** o seu macaco – não é **ele** – o que é isso – o **meu dinossauro** a nossa casa é grande deixa **ele** ir mãe por favor – sim sim tá bom.

Após a introdução da personagem "Guigo", protagonista da história, G.A. garantiu seqüenciação ao seu texto fazendo retomadas explícitas desse referente, pela repetição do nome do referido protagonista "Guigo", pelo uso do pronome "ele" e, também, pelo uso de elipses, representadas na transcrição pelo símbolo ø. Paralelamente a isso, no que diz respeito à relação anafórica que se desenvolve após a introdução do referente "ovo", G.A., além de se valer da retomada explícita do antecedente por recorrência do item lexical "o ovo", também trabalha a remissão, recategorizando o referente por: "um dinossauro", "amigo do Guigo", "Suingue" e "meu dinossauro", viabilizando a progressão referencial. Feito isso, ele volta a fazer retomadas de antecedentes pela repetição do nome "Suingue" e pelo uso do pronome "ele".

Assim, é possível afirmar que G.A., nesse texto, desenvolve duas seqüências tópicas: uma representada pela cadeia relacionada à personagem "Guigo" e outra que se origina do referente "ovo". Entendendo que os referentes têm seus significados construídos no discurso, vale ressaltar que o que mantém os dois tópicos em andamento, relacionando-os, são as estratégias anafóricas construídas por G.A. no momento em que ele se constitui como locutor/autor e, portanto, responsável pela produção/interpretação de sua narrativa.

Além dessas estratégias, que garantem progressão referencial e progressão tópica ao seu texto, chamam-nos a atenção os mecanismos enunciativos dos quais G.A. lança mão: ele parece gerenciar, com tranqüilidade, as vozes de personagens que compõem sua narrativa, fazendo a inserção de discursos diretos, sem que isso traga dificuldades para a sua compreensão.

Ainda sobre a escrita desse texto, é possível perceber que G.A. apresenta dúvidas quanto ao uso de consoantes vinculadas a sons surdos e sonoros e, também, das letras "m" e "n". Além disso, no que se refere à pontuação, ele mostra, em certos momentos, que lhe falta o domínio de alguns critérios.

Com relação a esses aspectos gráficos e convencionais, cabe salientar que as instabilidades e os "erros" apresentados foram analisados no capítulo dois, no qual, em direção oposta à noção de distúrbio, discutimos e explicamos tais fatos como próprios do processo de apropriação da escrita.

Após ter concluído a elaboração de sua narrativa, G.A., em conjunto com K., passou a grifar todas as palavras que, na sua opinião, precisavam ser reescritas, conforme é possível verificar no próprio texto apresentado anteriormente. Feito isso, G.A. reescreveu sua produção, como se vê na Figura 15.

Guigo estava triste e decidiu montar um balão
para fugir de casa. Ele montou e fugiu
mas o balão estorou quando ele estava longe de
casa. Ele foi parar numa floresta depois dele andar,
ele cavou um buraco de 2 metros e achou um ovo
grande do tamanho de uma bola de basquete.
Após um mes na floresta o ovo chocou e saiu
um dinossauro. E virou amigo do Guigo.
Guigo e Suingue viraram amigos e aprontaram
bastante na floresta. Até que um dia a mãe de
Guigo bem triste foi procurar por ele. Ele gostava
de floresta e foi para la que ela foi. Quando
encontrou Guigo, ela falou:
- Oi Guigo, vamos para casa para nós
brincar
- Eu só vou se o Suingue poder ir junto
- Quem é Suingue? O seu macaco?
- Não. É ele.
- O que é isso?
- É o meu dinossauro. A nossa casa é grande
deixa ele ir mãe por favor
- Sim, sim, ta bem.

Figura 15 25 de setembro de 2003

Nessa segunda versão, percebemos a preocupação de G.A. com a correção ortográfica. Aliás, assim como foi possível verificar nas outras reescritas desse menino, a maior parte de suas reelaborações esteve vinculada aos aspectos gráficos da escrita. Quase todo o trabalho de refacção foi diretamente voltado a tais aspectos. Esse tipo de preocupação da criança pode estar vinculado ao posicionamento da escola, que, envolvida com um modelo de escrita tido como estático, para o bem do qual "erros" devem ser prontamente corrigidos, leva o aprendiz a se ocupar das questões gráficas e não das textuais.

Provavelmente, por se pautar nesse modelo é que a escola de G.A. o anuncia como um aluno que apresenta uma dificuldade de leitura e escrita. Do mesmo modo, a fonoaudióloga que havia atendido esse menino antes de K., provavelmente pautada em manuais envolvidos com a classificação do que tem sido chamado de dislexia, endossou a posição da escola. Afinal, todos os "erros" apresentados por G.A. na produção de seus textos são, nesses manuais, apontados como sinais de dislexia.

Porém, tendo em vista uma análise da linguagem ancorada em uma concepção sociointeracional e discursiva, não concordamos com a visão da escola, tampouco com a confirmação da fonoaudióloga que havia atendido G.A. quando ele cursava a 2ª série. Em posição contrária, afastamos-nos de propostas classificatórias apresentadas em manuais que, desconsiderando o aprendiz como sujeito do processo de apropriação da escrita, propõem "erros" e "desvios" como efeitos patológicos.

Entendendo que aprender a escrever significa escolher possibilidades, tomar diferentes decisões e, em última análise, cometer muitos "erros", é possível afirmar que, no interior do texto, G.A. está operando com a linguagem como um objeto de conhecimento, em uma atividade que evidencia o quanto ele já conhece sobre o funcionamento da escrita em seu uso efetivo. Em um primeiro momento, essa criança comentou sobre o medo que tinha de errar, mas, na medida em que pôde contar com outro para orientar seu trabalho com a escrita, mostrou que sabe participar do jogo da linguagem. Escreveu unidades lingüísticas significativas em função de uma série de estratégias cognitivas, sociointeracionais e textuais, as quais consistem em hipóteses sobre a organização e o significado de um texto.

Esse outro, que no caso é a fonoaudióloga K., distante de uma visão patologizante e de uma noção de língua como um código a ser registrado pela criança, trabalhou com e sobre a linguagem em conjunto com G.A.[12]. E, assim, sem ocupar a posição de disléxico ou de portador de um distúrbio ou dificuldade de leitura e escrita, esse menino mostrou grande disposição para o trabalho com a realidade lingüística. Finalizando a análise deste caso, convém esclarecer que G.A. foi, ao final de 2002, aprovado para cursar a 5ª série e juntamente com K. produziu três livros, cartas, relatos de experiência pessoal, entre outros materiais escritos.

O caso L.H.M.

L.H.M. é um menino nascido em 30 de abril de 1993 que foi encaminhado para avaliação clínica, em agosto de 2000, pela orientadora da escola freqüentada por ele. L.H.M. estava, então, com 7 anos de idade e cursava a 1ª série do ensino

[12] G.A. e a fonoaudióloga K. encontraram-se duas vezes por semana entre os meses de abril e novembro de 2002, totalizando aproximadamente cinqüenta encontros de 45 minutos cada um.

fundamental. Tal encaminhamento foi feito acompanhado da seguinte queixa escolar: "dificuldade de aprendizagem, principalmente em língua portuguesa". Em função dessa queixa, a família procurou um centro de atendimento psicopedagógico situado em Curitiba, no qual a criança, entre os meses de agosto e dezembro de 2000, foi avaliada por uma psicóloga, que apresentou como parecer diagnóstico:

> [...] Seu nível mental está adequado para a idade. Apresenta dificuldades na área motora. [...] Sua capacidade de leitura e escrita está ainda abaixo do seu potencial. Suspeita-se que essas dificuldades apresentadas [...] podem estar relacionadas a problemas de ordem emocional e na parte motora. (Parte do Relatório Psicopedagógico, elaborado em 12 de dezembro de 2000.)

Além disso, segundo a psicóloga responsável pela avaliação, L.H.M. apresentava problemas relacionados a conceitos temporais, espaciais e de esquema corporal, dificuldades referentes à lateralidade, bem como falta de habilidade manual. No que concerne à escrita, afirmou que L.H.M. conseguia fazer cópias com letras de forma e cursiva e, ao ser submetido a um ditado, demonstrou que não sabia fazer correspondência entre sons e letras. Por outro lado, o relatório elaborado pela psicóloga informava que a criança obteve ótimos resultados ao ser submetida a um teste de inteligência, especialmente na área verbal, mostrando boa memória, atenção e concentração.

Ainda sobre o relatório, cabe comentar que este apresentava uma lista com sugestões de atividades pedagógicas e clínicas a serem trabalhadas com L.H.M., composta de vinte e um aspectos, entre os quais: exercícios de relaxamento, coordenação motora, identificação de formas geométricas, orientação espaço-temporal, independência, autonomia. Desses vinte e um aspectos, somente dois referiram-se, genericamente, à escrita: um deles sugeria que era preciso "reiniciar o processo de alfabetização", e o outro dizia ser necessário "fixar todos os conteúdos acadêmicos que ainda não domina".

Dessa forma, a suposição da escola, que apostava na possibilidade de L.H.M. apresentar dificuldades de aprendizagem, foi confirmada pela avaliação clínica. Todavia, tanto o diagnóstico como a lista de aspectos a serem trabalhados com a criança – sugeridos depois de tal avaliação – foram elaborados em função de atividades desvinculadas da linguagem escrita. Por isso, apresentaram-se distanciados de seus objetivos. Ou seja, apesar de confirmar a suposição levantada pela escola, o procedimento avaliativo, o parecer diagnóstico, bem como as sugestões de atividades a serem executadas, não apontaram para um trabalho com a escrita capaz de auxiliar a criança a vencer instabilidades próprias de quem estava aprendendo a manipular essa modalidade de linguagem. E também não conseguiram ajudar a própria escola a entender o processo de apropriação da escrita. Conforme discutimos nos capítulos três e quatro, atividades de cópia, ditado, lateralidade, entre tantas outras citadas no relatório de avaliação desse menino, afastam cada vez mais da criança a possibilidade de se relacionar efetivamente com a escrita como um objeto cuja função extrapola o cumprimento de tarefas.

Com relação à vida escolar propriamente dita, L.H.M. entrou diretamente na 1ª série pouco antes de completar 7 anos, pois, de acordo com a mãe, não havia pré-escola no único colégio estadual próximo da sua casa. Em virtude dessa situação e das dificuldades que L.H.M. apresentava, segundo a visão da escola, ele freqüentou todo o ano de 2000, no contraturno, aulas de reforço quatro vezes por semana: duas vezes, trabalhando conteúdos relacionados à "prontidão" para a "alfabetização" e, outras duas, realizando atividades próprias da 1ª série, as quais, conforme a escola, L.H.M. não conseguia acompanhar.

Quanto ao contexto familiar, L.H.M. vive com os pais e quatro irmãos mais velhos e, ainda, uma irmã mais nova. Segundo a impressão dos pais, é um menino tímido, que gosta de jogar futebol com seus vizinhos e de assistir à televisão. De forma geral, a família não tem interesse pela leitura e um dos únicos materiais disponíveis em casa para tal atividade é a bíblia.

Nosso primeiro contato com L.H.M. foi em 18 de abril de 2001, por intermédio do pai do menino, quando este já estava cursando pela segunda vez a 1ª série. Conforme relatado por seu pai, o centro psicopedagógico que o avaliou não tinha disponibilidade de horário para atendê-lo em 2001, depois de submetido a uma avaliação que se prolongara por todo o segundo semestre do ano anterior, por isso ele fora encaminhado para a Clínica de Fonoaudiologia da Universidade Tuiuti do Paraná. Nessa mesma ocasião, o pai nos entregou o relatório de avaliação mencionado e, além disso, afirmou que a nova professora de L.H.M., já em 2001, havia reiterado a posição defendida pela escola, que atestava as dificuldades de seu filho de acompanhar os conteúdos desenvolvidos em sala de aula.

Uma semana após essa conversa com o pai da criança, tivemos nosso primeiro encontro com L.H.M., em 25 de abril de 2001. Nesse momento, ele justificou que estava freqüentando a clínica de fonoaudiologia porque não sabia escrever direito, dizendo em voz baixa: "Mas eu já sei fazer algumas coisas". Perguntamos se gostaria de mostrar o que sabia. Fazendo sinal afirmativo com a cabeça, L.H.M. pegou uma folha de papel, uma caneta e grafou "coco" de um lado da folha e o seu nome de outro. Assim, ele parecia mostrar que a escrita, na sua visão, representava a memorização de seqüências de letras a serem grafadas. Ao ser indagado a respeito dos motivos que nos levam a ler e a escrever, L.H.M. afirmou categoricamente que não sabia, mas devia escrever para poder fazê-lo quando a professora mandasse. Em outras palavras, para esse menino, a escrita parecia representar uma atividade unicamente escolar que deveria ser executada para cumprir as determinações da professora.

Com o objetivo de reverter essa situação, passamos a nos ver uma vez por semana. Nos encontros, conversamos sobre a natureza e o papel social da escrita. Também, procuramos criar situações nas quais L.H.M. pudesse se assumir como um locutor/escritor capaz de escrever unidades lingüísticas significativas para outros interlocutores/leitores. Sabendo, por exemplo, de seu gosto pelo futebol, sugerimos que L.H.M. deixasse registrados – para outras crianças que estavam sendo atendidas na clínica de fonoaudiologia – os elementos que formam um time. Acatando nossa sugestão, ele fez uma pequena lista, apresentada na Figura 16.

Enquanto escrevia "capio" para "capitão", "geo" para "goleiro" e "jouri" para "jogador", L.H.M. se mostrou inseguro, dizendo que não sabia fazer desse jeito, como se estivesse esclarecendo que não conseguia escrever palavras cuja seqüência de letras não fosse previamente conhecida. Percebendo a agitação da criança durante a atividade, explicamos a L.H.M. que

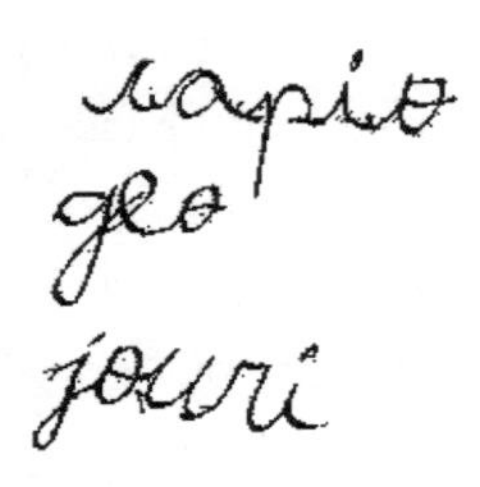

Figura 16 9 de maio de 2001

poderíamos trabalhar juntos na produção de sua escrita. Desse modo, ele passou a fazer perguntas: "Como que eu faço isso?"; "E agora é a letra 'a'?", ao mesmo tempo em que escrevia as palavras que já havia pronunciado.

Entre perguntas e respostas, nos dois primeiros vocábulos, L.H.M. conseguiu estabelecer correspondências entre fonemas e grafemas. Na palavra "capitão", por exemplo, as duas sílabas iniciais foram completamente grafadas. Já a sílaba final foi apresentada com uma única letra, a vogal "o". O mesmo aconteceu com o vocábulo seguinte. Ao escrever "goleiro", L.H.M. fez uso de letras – ora vogais, ora consoantes – para representar as sílabas dessa palavra: "g" para a sílaba inicial, "e" para a sílaba intermediária e "o" para a final. Na palavra "jogador", grafada por L.H.M. como "jouri", a sílaba inicial volta a ser registrada em sua completude. Porém, as duas sílabas seguintes são apresentadas em seqüências aleatórias de letras.

A diferença na apresentação dessas duas sílabas finais pode ser explicada pelo fato de serem grafadas sem a interferência do adulto. Inicialmente, respondemos às questões de L.H.M. Depois, durante a produção dessa seqüência final, deixamos de interferir na sua escrita. Aqui, ressaltamos a evidência do papel ativo que o interlocutor adulto/letrado desempenha na constituição dos conhecimentos e do interesse que a criança desenvolve pela linguagem escrita.

Além de questões relacionadas a aspectos gráficos, convém comentar que nessa atividade, realizada em 9 de maio de 2001, já pudemos vislumbrar L.H.M. em uma situação dialógica na qual, seguindo a sugestão feita pela interlocutora adulta, ele escreve uma unidade lingüística, deixando registrados para outros interlocutores, nesse caso crianças como ele, alguns elementos que compõem um time de futebol.

Tendo em vista um trabalho conjunto, procuramos encaminhar nosso exercício com a linguagem em função de atividades que envolvessem o uso, a reflexão e a manipulação da escrita. Nesses termos, buscamos abrir espaço para que L.H.M. perguntasse, comparasse, "errasse" sem que tais atitudes fossem encaradas como um problema ou como sintomas patológicos. Ao contrário, entendendo "erros", incompletudes e reelaborações como indícios reveladores da própria relação que a criança estabelece com a escrita, procuramos deixar L.H.M. manusear a escrita usando a escritura/leitura de bilhetes, palavras cruzadas, convites, textos descritivos, entre outros.

Embora esse menino estivesse vislumbrando a possibilidade de estabelecer uma relação com a escrita diferente daquela vivenciada no seu ambiente escolar[13], em que predominavam tarefas lingüísticas fragmentadas, de início, ele se mostrou arredio na produção de textos escritos. Em diferentes situações nós organizávamos juntos, sem qualquer dificuldade, um texto oral – um bilhete a ser mandado para

[13] Os cadernos usados por L.H.M. na escola evidenciavam tarefas organizadas independentemente de atividades interlocutivas e em função de letras, sílabas e palavras isoladas de um contexto significativo.

alguém, um resumo de livros de histórias infantis ou a própria criação de um texto elaborado tendo como base um desenho feito por L.H.M. – e, quando propúnhamos sua transposição para o papel, ele, no máximo, grafava duas ou três letras e, logo em seguida, desistia da atividade escrita.

Além disso, considerando, conforme a influência da escola, que saber escrever era o mesmo que saber grafar corretamente seqüências de letras e listas de palavras, L.H.M. se colocava, por conta própria, a grafar palavras, dizendo: "Giselle, eu já estou aprendendo a escrever melhor, quer ver?" E escrevia, sem fazer perguntas (ver Figura 17).

De qualquer forma, mesmo distantes da produção de um texto propriamente dito, ao escrever aleatoriamente essas palavras, percebíamos que o envolvimento de L.H.M. com o material escrito apresentava sinais de mudanças. Ele se mostrava mais atento à escrita que aparecia em propagandas televisivas e em marcas de diferentes produtos, denotando maior interesse por essa modalidade de linguagem. Tanto que, ao

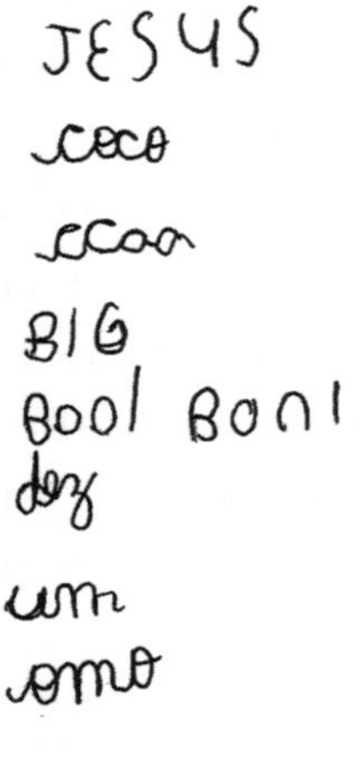

Figura 17 18 de julho de 2001

ser questionado sobre o que representavam as seqüências "ccaa" e "BIG", ele respondeu: "É o supermercado Big e a escola de inglês CCAA". Além de demonstrar mais interesse pela escrita, L.H.M. foi, aos poucos, adquirindo maior segurança para produzir textos escritos, à medida que constituía uma interlocutora capaz de intervir nas suas produções e de participar das reflexões que fazia no trabalho com a linguagem. No episódio que apresentamos a seguir, acompanhamos o desejo de L.H.M. de assumir uma posição mais autônoma diante da escrita de uma curta seqüência textual.

O Fernando saiu de casa com R$ 100. Comprou uma calça e gastou R$ 50. Quanto ele tem agora?

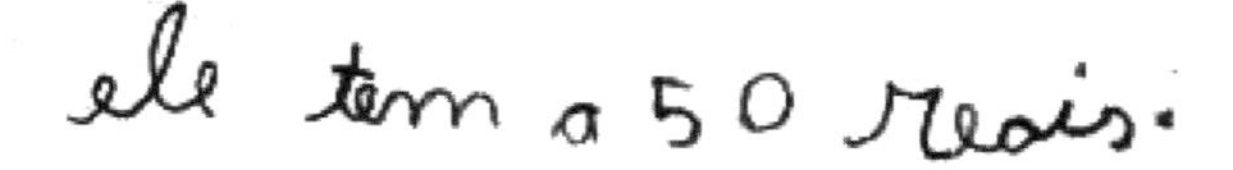

Figura 18 8 de agosto de 2001

Essa seqüência foi elaborada em função de um comentário feito por L.H.M., no qual ele expressou sua preocupação com um teste de matemática que faria naquele dia à tarde. Levando em consideração seu comentário, propusemos que L.H.M. nos contasse o que estava aprendendo em matemática, pois assim poderíamos trabalhar juntos, fazendo uma revisão da matéria. Ele relatou que estava aprendendo a resolver problemas e a fazer contas. Passamos, então, a elaborar, em conjunto, o enunciado de um problema matemático. Escrevemos tal enunciado – ainda na posição de escriba – e L.H.M., após ter feito a conta que o levou ao resultado do problema, afirmou: "Eu quero escrever a resposta, mas quero que você me ajude!"

Inicialmente, escreveu, sem qualquer interferência, as palavras "ele" e "tem", olhando com atenção para o enunciado do problema, como se buscasse copiá-las. Em seguida, grafou o numeral "50", dizendo que sabia fazer números, para finalmente perguntar sobre a escrita do vocábulo "reais". Enquanto L.H.M. soletrava essa palavra, indagava: "Começa com 'r' e depois vem o 'e' e depois é junto ou separado?" Respondemos que era junto e que o elemento seguinte a ser usado na construção da palavra era a letra "a". Então, ele grafou "a", passou a soletrar e a escrever "i" e, na seqüência, produziu o fonema /s/ prolongadamente, dizendo que não sabia o que fazer. Explicamos que o som /s/ pode ser grafado pela letra "s" e L.H.M. concluiu a escrita da resposta para o seu problema. Dessa forma, em meio a dúvidas e indagações, ele foi cautelosamente nos tirando do papel de escriba para se assumir como alguém capaz de escrever seus próprios textos, conforme apresentado na página seguinte.

O convite (Figura 19) foi escrito depois do desejo anunciado por L.H.M. de chamar alguns de seus vizinhos para irem até sua casa. Portanto, ao escrever esse texto, ele definiu seus interlocutores, mostrando ter compreendido que um texto se destina a outro(s) e, também, que precisa ter razões para se empenhar em tal produção, assinalando sua motivação para elaborar o convite. Não fosse assim, não haveria trabalho com a linguagem, mas tarefa a cumprir. L.H.M. tinha o que dizer no seu texto – convidar amigos para irem até a sua casa em determinada hora do dia para que pudessem brincar juntos –, constituindo-se como um locutor, ou seja, como sujeito que diz o que diz, para quem diz e escolhendo estratégias para tal. Nessa construção, assumimos o papel de

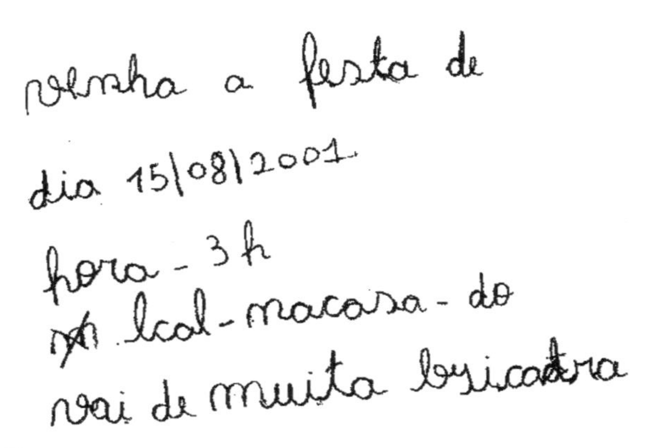

Figura 19 15 de agosto de 2001

co-autora que apontava caminhos e soluções possíveis para L.H.M. escrever o que queria.

Ele buscou em nós o esclarecimento para várias dúvidas. Iniciou a confecção de seu convite questionando como se escrevia a palavra “venha”, conforme a seguinte colocação: “É ‘venha’”, ressaltando na sua fala a presença de um fonema nasal, “e não ‘vea’, tem alguma coisa aí no meio?” Da mesma forma, depois de escrever “fe” – início do vocábulo “festa” – perguntou como fazia o resto. Questionou, também, de que jeito se escrevia a palavra “hora” e, após ter ouvido que começava com a letra “h”, afirmou: “Pode deixar que o resto eu sei”. Para finalizar, escreveu “mu” de “muita”, indagando: “E agora?” Além disso, todas as vezes que usava as letras “m” e “n”, perguntava: “É com duas ou três perninhas?” Ao expor suas dúvidas e questões, L.H.M. registrava claramente as reflexões que fazia sobre a escrita e sua relação com a oralidade.

Além das perguntas elaboradas, os “erros” e refacções apresentados no texto desse menino nos auxiliavam a perceber as hipóteses que ele lançava sobre a escrita que estava construindo. Embora L.H.M. não tivesse questionado os aspectos relacionados à segmentação, ao representar graficamente "nacasa", ele mostrou que, em algumas situações, a segmentação de sua escrita era influenciada pela linguagem oral. Da mesma forma, ao registrar "vai de" em vez de "vai ter", ele suprimiu a letra "r", numa típica situação de apoio na oralidade, e também indicou não ter clareza acerca de quando usar as letras "t" e "d". Tanto que, na escrita da palavra "brincadeira", apresentou uma operação de refacção relacionada a essa questão: usou a letra "t" e, logo em seguida, grafou a letra "d" por cima, denunciando instabilidades no que se refere ao uso desses grafemas, fato que pode ser confirmado na Figura 20, apresentada na página a seguir.

Nessa produção, L.H.M. enfatiza, no que se refere a questões gráficas, a instabilidade com relação ao uso das letras "t" e "d", escrevendo "vinto" para "vindo". Ele apresenta hipossegmentações ao grafar "tavinto" em vez de "está vindo" e "estadosnido" para "Estados Unidos", denunciando claramente o apoio que busca na oralidade, ação que, inclusive, fica marcada pela omissão da letra "r" na construção "vai chega". Além disso, não faz uso de maiúsculas, nem para iniciar seu enunciado nem para escrever nomes próprios. Porém, conforme já apontado, essas ações e instabilidades são previsíveis durante a escrita inicial e vão sendo ultrapassadas na medida em que o aprendiz, livre para tentar, pode contar com o outro para mediar o uso da escrita.

Assim, L.H.M. parece construir, pela primeira vez, uma pequena cadeia referencial escrita pautando-se em estratégias textuais típicas da oralidade, situação comum e corriqueira que acompanha o processo de apropriação da escrita de alu-

esse avião tavinto do
estadosnido para brasil
e vai chega as 12:00.

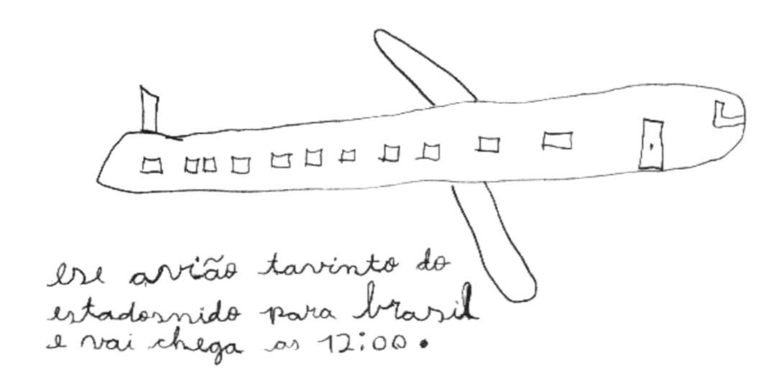

Figura 20 19 de setembro de 2001

nos em séries iniciais e deve servir de base para a intervenção do adulto que está participando desse processo.

Em função do desenho elaborado, o qual é tomado do contexto físico imediato, L.H.M. insere, no texto, o sintagma nominal demonstrativo “esse avião” como referente e faz uso da elipse – como categoria vazia – em “ø vai chega as 12:00”. Também relaciona partes do enunciado fazendo uso de operadores discursivos: utiliza o operador preposicional “para”, a fim de esclarecer o destino do avião, e o conector “e”, para acrescentar uma nova informação a respeito do horário de chegada do referido avião.

Dessa forma, reivindicando a prática da linguagem como fio condutor do processo de apropriação da escrita, entendemos que as ações sobre esse objeto – traduzidas em questionamentos, apoio na oralidade, refacções – devem ser incluídas nessa prática, não como algo que lhe é externo, mas como elementos constituintes do próprio processo em questão. Reconhecendo as hipóteses de L.H.M. como pistas capazes de nos indicar o trajeto singular pelo qual

A casa é de gustavo e tiago e sinone.
O gustavo tava bricanto com o aniginho, O tiago tava asistido
tv e a sinone tava fazendo conida.

Figura 21 14 de novembro de 2001

busca se apropriar do objeto escrito, pudemos acompanhá-lo com tranqüilidade, distantes de uma noção patológica que, em última análise, acaba por tomar reflexões e hipóteses como “desvios”.

O texto acima foi produzido logo após L.H.M. ter desenhado, por iniciativa própria, uma casa com quintal, alguns cômodos e quatro pessoas, que ele próprio nomeou de Gustavo, Tiago, Simone e um amiguinho do Gustavo. Ele relatou que os três primeiros eram seus vizinhos e, como irmãos, moravam na mesma casa. Após ter desenhado, L.H.M. afirmou que gostaria de escrever sobre o seu desenho e levar para a Simone ler. Cabe esclarecer que a Simone – uma das amigas representadas na figura em questão – era mais velha que L.H.M. e, às vezes, brincava de escolinha com ele e algumas outras crianças da vizinhança, ocupando, nessa brincadeira, a posição de professora. Provavelmente, por isso ele havia elegido tal amiga como a leitora de seu texto. As perguntas elaboradas por ele a respeito de sua escrita foram escassas e estiveram voltadas para aspectos ortográficos.

Ao escrever “bricanto” para a palavra “brincando”, depois de grafar a letra “a”, perguntou: “Como que eu faço agora?”, registrando que ainda tinha dúvidas acerca da grafia da nasalização de vogais em final de sílabas. Por exemplo, em “asistido”, que escreveu em vez de “assistindo”, a marca de nasalização não aparece. Também fez um questionamento sobre a escrita da palavra “fazendo”, para saber se deveria escrever com “s” ou com “z”. Além disso, L.H.M. grafou “tava” para “estava” por influência da oralidade. Já no que se refere às trocas das letras “t” e “d”, esse menino demonstrava uma instabilidade menor. Da mesma forma, quanto ao uso de sinais de pontuação, bem como de maiúsculas e minúsculas, ele mostrou-se mais atento e, embora ainda não dominasse totalmente os critérios de tal uso, já demonstrava alguma preocupação com essas marcas convencionais como pistas para a leitura de seu texto.

Com relação a questões textuais, percebemos que L.H.M. elaborou – via linguagem escrita – uma unidade lingüística significativa, na qual descreve o desenho que havia feito anteriormente, relatando ações das pessoas ali representadas. Nessa descrição, podemos perceber que ele estabelece relação entre as partes que compõem seu texto, seqüencializando-as por meio da conjunção “e”, utilizando apropriadamente artigos definidos e, também, reiterando nomes próprios.

Assim, informou ao leitor de quem era a casa desenhada, como se estivesse apresentando-a. Feita a devida apresentação, ele passou a relatar – utilizando adequadamente os tempos verbais – as ações das pessoas que estavam dentro da casa. Portanto, essa criança nos mostra que pode produzir um texto, respeitando aspectos gráficos e textuais capazes de garantir aos seus leitores o entendimento de suas produções escritas.

A Figura 22, apresentada na próxima página, representa o último dado de L.H.M. a ser analisado e foi produzido depois de um comentário feito por ele a respeito de suas férias e das festas de final de ano. Aproveitando seu comentário, perguntamos se ele já sabia o que queria ganhar de presente de Natal e sugerimos a escrita de um bilhete a ser enviado ao

papai nuau
Eu quero ganha no natau uma bisi-
cleta.
um beijo
asinado
29/11/01

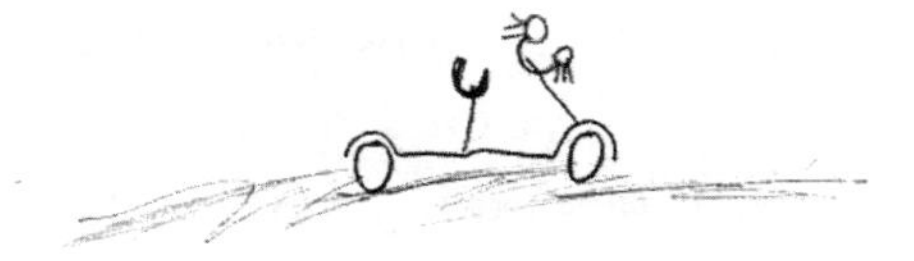

Figura 22 29 de novembro de 2001

Papai Noel. Mostrando-se interessado em nossa proposta e com outro leitor bem definido, L.H.M. passou a escrever seu pedido, fazendo uso do dêitico "eu" e assumindo-se como agente/produtor do texto.

Logo em seguida, ele utilizou-se de um verbo no tempo presente, garantindo coesão verbal ao texto, o qual poderíamos classificar, nos termos de Bronckart (1999), como interativo. Para esse autor, o discurso interativo – oral ou escrito –, além de contar com um subsistema de tempos verbais composto essencialmente pelo presente, caracteriza-se pela presença de unidades que remetem à própria situação de interação, como é o caso, no texto de L.H.M., do uso do pronome pessoal de primeira pessoa, que remete ao protagonista da interação verbal. Agindo assim, esse menino se posiciona em relação ao que é enunciado, esclarecendo a sua intenção de pedir uma bicicleta no Natal. Feito isso, ele anuncia o encerramento de seu texto utilizando-se de recursos lingüísticos que costumam marcar o término de uma situação interlocutiva – "um beijo" –, assinando[14] e datando seu bilhete.

Com relação aos critérios gráficos da escrita, o bilhete está praticamente todo elaborado de acordo com a convenção. Aliás, analisando a escrita de L.H.M. desde o início do nosso trabalho, em 25 de abril de 2001, e durante os sete meses que se sucederam[15], não percebemos indícios que apontassem para sintomas patológicos. Entretanto, convém esclarecer que, se não contássemos com uma orientação lingüístico-textual balizando o nosso estudo e pautássemos a análise dos dados de L.H.M. em manuais envolvidos com avaliação/diagnóstico dos chamados distúrbios de aprendizagem, certamente chegaríamos a uma conclusão oposta.

Em primeiro lugar, porque tais manuais não propõem uma análise de produções textuais, limitando a avaliação da escrita a produtos estanques e desvinculados da atividade da linguagem. Em segundo, pelo fato de, nos diferentes episódios apresentados, vários dados dessa criança – omissões de letras (como na escrita de "capio" para "capitão" ou de "geo" para "goleiro"); trocas de letras (como em "jouri" para "jogador" ou "sinone" para "Simone"); trocas de letras por influência de padrões fonéticos (como em "de" para "ter" ou "bricanto" para "brincando"); equívocos na segmentação de palavras (como em "nacasa" para "na casa" e, também, em "estadosnido" para "Estados Unidos") – serem tomados, ex-

[14] A assinatura de L.H.M. foi retirada do texto, com o objetivo de manter sua identidade em sigilo.

[15] Nós e L.H.M. estivemos em contato semanal sistemático, desde abril até novembro de 2001, totalizando 29 encontros de aproximadamente cinqüenta minutos cada um.

plicitamente, por esses manuais como manifestações patológicas, segundo apresentado no capítulo três deste livro.

Porém, tomando a linguagem como um trabalho de constituição de recursos expressivos e de suas regras de utilização nas situações efetivas de uso, nosso foco de análise muda completamente. Afinal, compreendemos que o aprendiz não é um sujeito passivo a registrar um código pronto. Ao contrário, ele se apropria do sistema lingüístico construindo com o outro objetos escritos a serem usados na situação interativa. Nesse sentido, entendemos que os "erros", as instabilidades e as incompletudes apresentadas por L.H.M. indicam mecanismos previsíveis que marcam atividades de reflexão sobre a escrita em construção. Acompanhamos no capítulo dois que trocas, supressões, acréscimos e inversões de letras são fatos próprios da apropriação da linguagem. Por isso, essas atitudes não indicam anormalidades, mas, ao contrário, revelam que a criança busca aproximar-se da escrita convencional. Quanto aos poucos dados referentes à segmentação, sabemos que, na escrita inicial, é comum a criança segmentar orientada por pistas prosódicas da fala e, também, em virtude de algum conhecimento que já tem acerca do objeto escrito.

Além disso, no que tange à produção de textos, podemos afirmar que L.H.M., à medida que pôde entender a função da escrita, passou a se interessar por essa modalidade da linguagem, buscando se colocar nessas e por meio dessas produções. É possível dizer que ele fez uso de estratégias de referenciação – anáforas pronominais, elipses –, bem como de tempos verbais e de operadores discursivos que lhe permitiram produzir seqüências textuais. Portanto, embora L.H.M. não tenha apresentado volume de escrita, seus textos podem ser considerados unidades lingüísticas significativas, construídas com recursos subjacentes à superfície textual e, também, com elementos relacionados ao contexto.

A propósito do volume de escrita desse menino, cabem algumas considerações. Em primeiro lugar, vale enfatizar que não estamos tomando o texto em vista de critérios extensionais – mero produto de determinado número de itens lexicais ou frasais –, mas como prática intersubjetiva que se constrói no próprio processo de enunciação. E, nesse sentido, chamamos a atenção do leitor para o fato de que o volume de escrita não pode ser tomado como critério para rotular um aprendiz de "impossibilitado" ou "incapaz".

Em segundo lugar, entendendo que cada sujeito estabelece uma relação com essa realidade lingüística, de forma única e singular, dependente de uma série de circunstâncias vinculadas ao contexto familiar e escolar, não podemos perder de vista o fato de L.H.M. não contar, no convívio familiar, com muitas possibilidades de acesso à escrita. Acompanhamos, na apresentação de sua história, que o único material escrito disponível em sua casa era a bíblia.

Já na escola, ao começar a escrever, além de distanciar-se da produção de textos e tomar a escrita como simples tarefa a ser cumprida, esse menino foi rotulado como portador de dificuldade de aprendizagem da escrita, fato que o levou a tomar uma posição defensiva diante dessa modalidade de linguagem – que foi explicitada em várias situações: quando expôs seu medo de "errar", quando se negou a escrever, quando mostrou insegurança em apresentar suas dúvidas.

Conversando com a professora de L.H.M., esclarecemos essas questões e mostramos as possibilidades dessa criança para a apropriação da escrita: suas hipóteses, suas instabilidades, suas indagações. Apesar de mostrar-se surpresa com a nossa posição, ela parece ter compreendido que o processo de apropriação de escrita não é linear, mas instável e dependente de uma série de ações e reflexões por parte do aluno, que nada tem de patológico. Ao final do ano letivo, essa professora nos afirmou que L.H.M. estava apto para freqüentar a 2ª série.

Para finalizar a análise desse caso, vale ressaltar que discordamos da suposição levantada pela escola e confirmada pela avaliação psicológica de que L.H.M. seria "portador de uma dificuldade de aprendizagem em língua portuguesa". Embora não dominasse os aspectos gráficos da escrita – e por isso foi à escola, à clínica psicopedagógica e fonoaudiológica, provavelmente para se apropriar dessa realidade lingüística e chegar a tal domínio –, L.H.M. demonstrou, em nossos encontros, que reunia todas as condições necessárias para usar a linguagem escrita como meio de interação.

O caso M.S.

M.S. é uma menina que nasceu em 28 de novembro de 1991 e foi encaminhada, aos 9 anos de idade, para atendimento na Clínica de Fonoaudiologia da Universidade Tuiuti, via Núcleo de Trabalho: Fonoaudiologia e Linguagem Escrita. Segundo parecer da escola, M.S. apresentava dificuldades de aprendizagem da língua escrita. Convém esclarecer que os dados da entrevista inicial, realizada em 8 de outubro de 2001 pela fonoaudióloga A. com a mãe da menina, nos revelam, quanto ao contexto familiar, que M.S. convive com o pai, a mãe e o irmão cinco anos mais velho.

Conforme relato da mãe, a relação familiar é boa: "Todos conversam, o pai é atencioso e tem amizade com os filhos". Quanto aos hábitos de leitura, a família costuma ler a bíblia, o pai lê jornal às vezes, o irmão estuda e lê sistematicamente e M.S. tem o hábito de ler todas as noites. Segundo a mãe, M.S. gosta muito de ler, chegando a pedir, no último Dia das Crianças, um livrinho de presente. Sua preferência é por "livros de literatura ou relacionados à sua religião".

No que se refere aos dados da escolaridade de M.S., sua mãe informou que ela freqüentou o Jardim I e II em uma pré-escola particular. Depois, ao iniciar a 1ª série do ensino fundamental, passou a estudar em uma escola da rede estadual de ensino, onde cursava, já em 2001, a 4ª série. Quanto ao parecer da escola, que apontava essa criança como portadora de uma dificuldade de aprendizagem da língua escrita, convém comentar que a família e a própria M.S. pareciam aceitá-lo sem maiores questionamentos. A mãe, inclusive, chegou a comentar que havia na família outro caso de distúrbio de aprendizagem, possivelmente por imaginar que se tratava de uma questão de ordem genética.

Nos encontros com M.S., a fonoaudióloga A., com base em uma perspectiva interacional e discursiva, procurou viabilizar um trabalho que abordasse a linguagem em função de ações intersubjetivas, sugerindo atividades com a escrita, tais como: diálogo compartilhado, leituras das regras do jogo "Comando & Ação" e construções textuais.

Tendo em vista a análise que pretendemos fazer, apresentamos um diálogo compartilhado e duas seqüências elaboradas por M.S., bem como a situação em que foram produzidas (ver Figuras 23 e 24).

Esse evento foi produzido em função de perguntas que ambas as interlocutoras faziam uma à outra, por meio da linguagem escrita, configurando-se no que chamamos de "diálogo compartilhado". A fonoaudióloga fez a primeira pergunta e M.S., de maneira autônoma, leu, respondeu, elaborou a segunda pergunta e, assim, em função de questionamentos sucessivos, ambas encaminharam a atividade dialógica até a última resposta dada por M.S.

Qual é o nome da escola em que você estuda?
Escola Estadual

Você gosta de trabalhar aqui?
Eu gosto muito. Além de trabalhar aqui eu trabalho em uma escola, sou professora.

Você torce para algum time?
Sim. O time que eu torço é do Paraná.

Você tem filhos ou filhas?
Não.

Você já sabe o que quer ser quando crescer?
Sim. Eu quero ser professora de dança e profª de Balé

Você gosta de ler e escrever? Por que?
Sim, eu gosto. Porque quando eu leio e escrevo eu aprendo muitas coisas.

Você já fez aula de Balé?
Não, mas talvez meu pai e minha mãe iram por ano que vem, porque eu preciso fazer aula de balé

Você gosta de escutar musica? Por que
sim ☒ x não ☐ x
Porque ouvindo música eu posso descansar um pouco. Porque você tem que fazer aula

tilibra © DISNEY

Figura 23 22 de outubro de 2001

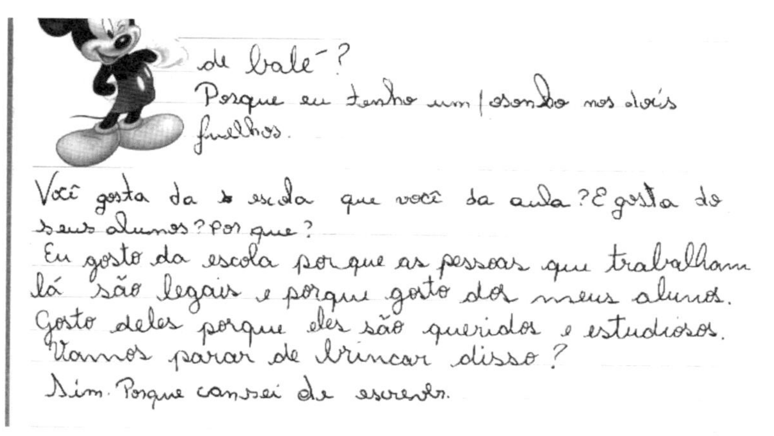
de balé?
Porque eu tenho um | ossinho nos dois
juelhos.
Você gosta da escola que você da aula? E gosta do
seus alunos? Por que?
Eu gosto da escola porque as pessoas que trabalham
lá são legais e porque gosto dos meus alunos.
Gosto deles porque eles são queridos e estudiosos.
Vamos parar de brincar disso?
Sim. Porque cansei de escrever.

Figura 24 22 de outubro de 2001

De início, podemos observar que, ao levar em consideração as perguntas elaboradas pela terapeuta, essa menina organizou suas respostas de forma condizente, evidenciando que, na época do referido evento, ela:

- estudava em determinada escola estadual[16];
- torcia por um time de futebol;
- queria ser professora de dança, na vida adulta;
- pretendia começar a freqüentar aulas de balé, no ano seguinte;
- precisava freqüentar tais aulas pelo fato de apresentar ossinhos nos dois joelhos.

Assim, considerando que o entendimento do texto por parte do leitor constitui uma atividade, em termos de compreensão ou interpretação, M.S. mostrou que é capaz de

[16] Convém esclarecer que, ao responder à pergunta referente à escola freqüentada, M.S. explicitou o nome da referida escola, o qual foi retirado do texto a fim de se manter o sigilo.

construir sentido para sua leitura. Ela respondeu a todas as questões elaboradas pela fonoaudióloga A. à medida que, assumindo o papel de interlocutora que atua sobre o material lingüístico, pôde compreender os enunciados produzidos pelo outro. Assim, convém enfatizar que a compreensão não é mera decodificação, mas requer um processo de inferência. De acordo com Koch (2002; 2003a), a inferência é uma operação pela qual o leitor/ouvinte, utilizando-se de um conhecimento de mundo que se desenvolve mediante interações dialógicas, é capaz de compreender o texto.

Conforme essa autora, no texto, há lugar para uma gama de elementos implícitos, os quais se tornam detectáveis quando temos como pano de fundo o contexto sociocognitivo dos participantes da interação. Desse modo, para compreender os enunciados elaborados por sua interlocutora e responder a eles apropriadamente, M.S. colocou-se em uma atividade que se realiza, segundo as palavras de Koch (2003b, p. 17),

> com base nos elementos lingüísticos presentes na superfície textual e na sua forma de organização, mas que requer a mobilização de um vasto conjunto de saberes e sua reconstrução no interior do evento comunicativo.

Ou seja, nessa atividade de construção de um sentido para o que leu, essa menina mobilizou elementos do seu conhecimento de mundo para compreender e responder às questões que lhe foram dirigidas.

Da mesma forma, mobilizando tais elementos, M.S., em função da própria situação discursiva, também elaborou várias perguntas. Ela questionou sua interlocutora, buscando saber, por meio da língua escrita, se a fonoaudióloga:

- gostava de trabalhar;
- tinha filhos;
- gostava de ler e escrever;
- gostava de escutar música;
- gostava de dar aulas.

Portanto, ao elaborar perguntas e respostas, ela pôde cumprir seu papel na situação interativa, dando continuidade ao jogo dialógico usando vários elementos textuais. Do ponto de vista textual, M.S. lançou mão de recursos lingüísticos capazes de estabelecer relações entre as partes do diálogo, situando os enunciados no tempo e no espaço, bem como garantindo a articulação entre eles por meio de operadores discursivos. Ela fez uso dos dêiticos – "aqui", "ano que vem", "eu" e "você" –, como expressões lingüísticas cuja interpretação se apóia, segundo Apothéloz (2003), nos parâmetros de lugar, de tempo e de pessoas envolvidas na situação de enunciação. Além disso, M.S. utilizou alguns articuladores, como "mas" e "porque", entrelaçando relações causais, solicitando explicações e apresentando contrajunções. Ao responder à pergunta "Você já fez aula de Balé?", por exemplo, ela fez uso desses operadores e respondeu: "Não, mas talvez meu pai e minha mãe irão pôr ano que vem, porque eu preciso fazer aula de balé".

Portanto, apesar de ter sido tomada como portadora de dificuldades relacionadas à escrita, M.S. mostra que pode usar essa modalidade de linguagem em eventos dialógicos, cumprindo seu papel de leitora e autora da sua escrita.

Para dar continuidade à investigação dos dados de M.S., enfatizando sua capacidade de usar a escrita em unidades lingüísticas significativas, abaixo, analisamos um bilhete produzido por essa menina (Figura 25).

Levando em consideração os comentários feitos por M.S. a respeito de que iria à casa de uma amiga para brincar, durante um feriado próximo, a terapeuta A. – propondo uma situação hipotética – perguntou como ela avisaria tal fato aos pais, por escrito, caso eles não estivessem em casa no momento de sua saída. M.S. respondeu que poderia fazer um bilhete e a terapeuta sugeriu que o escrevesse. Durante a sua produção, conforme nos relatou a própria terapeuta, essa menina fez apenas dois questionamentos, que serão discutidos mais à frente: perguntou se a palavra "casa" é escrita com "z" ou "s" e, também, qual é a letra inicial da palavra "fundo".

De qualquer forma, ao lermos a seqüência escrita por M.S., é possível afirmar – tomando o texto como toda unidade de produção verbal, oral ou escrita, que veicula uma mensagem lingüisticamente organizada e produz um efeito de coerência em seu leitor/ouvinte – que o bilhete de M.S. configura-se como uma produção textual. Afinal, foi construído em função de um objetivo específico, para interlocutores bem definidos,

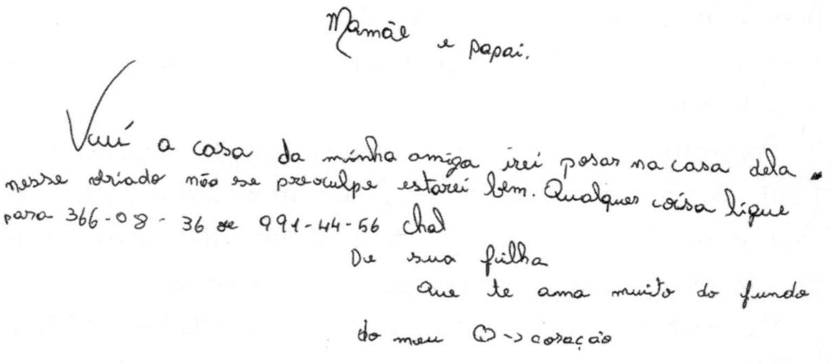

Mamãe e papai.

Vuí a casa da minha amiga irei posar na casa dela nesse oriado não se preoculpe estarei bem. Qualquer coisa ligue para 366-08-36 ou 991-44-56 chal

De sua filha
Que te ama muito do fundo
do meu ♡ -> coração

Figura 25 29 de outubro de 2001

apresentando mecanismos de enunciação e textualização que asseguram o estabelecimento de um sentido à sua produção.

Ela inicia o bilhete mencionando os leitores – "Mamãe e papai" – e assumindo a posição de autora do texto, ao usar verbos na primeira pessoa: "fui", seguido por "irei" e "estarei". Além disso, faz uma relação de referência, introduzindo a forma remissiva – "a casa da minha amiga" –, que é retomada, logo na seqüência, pelo sintagma nominal possessivo – "casa dela" –, ao incluir uma nova informação no texto. Afinal, ela informou aos pais não apenas que tinha ido à casa de uma amiga, mas também que dormiria lá.

Dadas essas duas informações, essa menina avança na sua produção, mantém o tema e solicita de seus leitores que eles não se preocupem com ela, justificando – "estarei bem" – e fornecendo números de telefone para possíveis contatos. Feito isso, anuncia o final do bilhete, fazendo uso de elementos lingüísticos comumente utilizados na nossa sociedade em produções como essa, elaborada para leitores afetivamente próximos: "De sua filha que te ama muito" e assina.

A leitura atenta desse texto nos aponta, porém, para o fato de ter sido produzido para dois leitores – seus pais – e retomado como se fosse organizado para apenas um deles, como é possível observar nas construções: "não se preocupe", "ligue", "De sua filha que te ama". Segundo a terapeuta A., esse fato foi percebido e o bilhete, reorganizado pela própria criança ao reescrever o texto, cuja versão final não foi apresentada neste trabalho, pois M.S. a levou para casa com a intenção de entregar aos pais. Portanto, ao produzir esse bilhete, M.S. indica a possibilidade de se valer de estratégias que lhe permitem o estabelecimento de progressão textual. E isso se evidencia na produção que analisamos na seqüência:

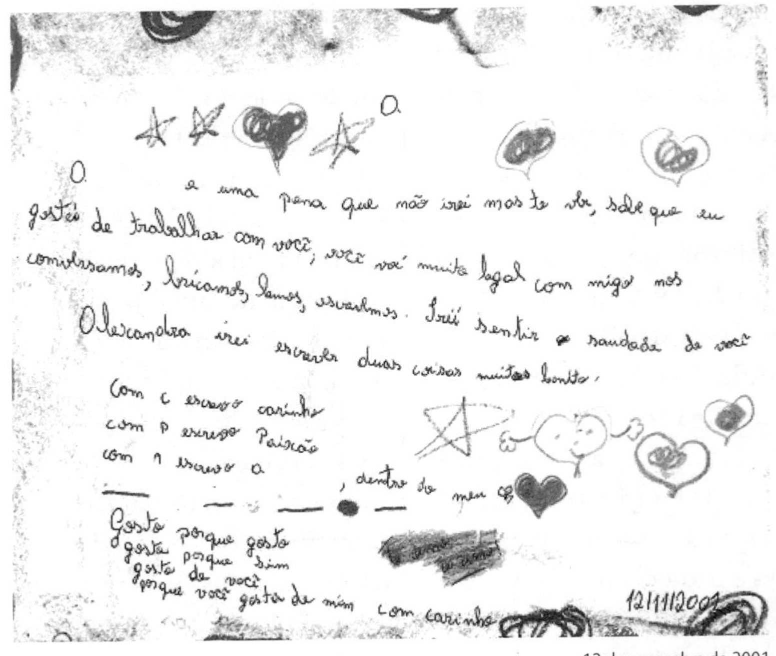

a uma pena que não irei mas te ver, sabe que eu
gostei de trabalhar com você, você foi muito legal com migo nos
conversamos, brincamos, lemos, escrevemos. Irei sentir saudade de você
Alexandra irei escrever duas coisas muitos bonito.

Com c escrevo carinho
com p escrevo Paixão
com a escrevo a
, dentro do meu ♥

Gosto porque gosto
gosta porque sim
gosto de você
porque você gosta de mim com carinho

12/11/2001

Figura 26 12 de novembro de 2001

Esse texto foi elaborado no último encontro realizado entre M.S. e a fonoaudióloga A[17]. Depois de analisar a escrita dessa criança, não identificando problemas capazes de justificar um atendimento clínico, a fonoaudióloga anunciou essa situação à M.S. e sugeriu que ambas escrevessem – uma para a outra – uma carta de despedida. Acatando tal sugestão, M.S. passou a escrever de forma autônoma, ou seja, sem fazer qualquer pergunta.

Nessa produção, assim como na anterior, essa menina novamente escreve, assumindo-se como agente da ação da linguagem, para uma interlocutora definida, a fonoaudióloga

[17] A terapeuta A. e M.S. encontraram-se semanalmente entre 15 de outubro e 12 de novembro de 2001, totalizando cinco encontros de, aproximadamente, 45 cada um.

A. Mobilizando um conjunto de conhecimentos que se referem, especialmente, ao contexto físico e social de sua intervenção, M.S., ao se propor a elaborar uma carta de despedida, faz comentários que consistem em uma avaliação subjetiva de alguns aspectos do conteúdo temático: "A. é uma pena que não irei mais te ver", "eu gostei de trabalhar com você, você foi muito legal comigo".

Ela estabelece relações entre segmentos textuais e garante progressão temática ao seu texto, articulando tema-rema. Dessa forma, usando uma informação dada, introduz novas informações. Na situação discursiva, ela faz referência à interlocutora, que é retomada no texto em uma cadeia referencial, pela substituição em elipse – "ø sabe que eu gostei de trabalhar com você" – e pelo uso dos pronomes "te" e "você". Para finalizar, anuncia e introduz dois versos conhecidos, relacionando-os com os demais elementos do texto e com a situação enunciativa. Portanto, sem dúvida, ela mostra que sabe fazer uso de conhecimentos que lhe permitem construir uma seqüência textual.

Além das questões textuais, ao analisarmos esses dois textos, bem como o diálogo compartilhado, podemos afirmar que essa menina já domina vários aspectos gráficos e convencionais da escrita. Ela estabelece correspondências pertinentes entre grafemas e fonemas, apresentando poucos "equívocos". M.S. escreve, por exemplo, "iram" para "irão" e "juelhos" para "joelhos". Todavia, esses fatos, já discutidos, são absolutamente previsíveis durante o processo de apropriação da escrita: no primeiro caso, ela grafa "iram", mostrando que, nesse contexto, ainda não sabe como grafar a nasalização; no segundo caso, escreve "juelhos" provavelmente por pautar-se na oralidade.

M.S. também apresenta "equívocos" vinculados ao uso das letras "f" e "v", como no caso da escrita das palavras "vuí" para "fui", "veriado" para "feriado" e "voi" para "foi", questão, inclusive, relacionada à pergunta que ela fez a respeito da letra inicial do vocábulo "fundo", conforme comentado. Nesse sentido, tanto a sua pergunta como as "trocas" apresentadas nos levam a verificar que M.S. está usando indiscriminadamente letras que se relacionam, na escrita, a sons semelhantes na fala. As unidades sonoras /f/ e /v/ são ambas orais e têm o mesmo ponto e o mesmo modo de articulação, sendo diferenciadas por um único traço distintivo, que é marcado pela sonoridade. De qualquer maneira, essas trocas são freqüentes no processo de apropriação da escrita e podem desaparecer quando o aprendiz é colocado diante de ambigüidades semânticas que decorrem da troca dessas letras para, assim, perceber e se convencer de que esse é um detalhe para o qual é preciso estar atento.

Além do domínio da mecânica básica da escrita, ou seja, de saber que segmentos gráficos correspondem a segmentos sonoros, M.S. também percebe a arbitrariedade na relação som/letra, perguntando, por exemplo, que letra deveria usar – "s" ou "z" – na escrita da palavra "casa". Com base no reconhecimento dessa relação arbitrária, M.S. faz uso do modelo convencional da escrita, quase que na totalidade de seus textos, exceto na grafia da palavra "preoculpe" para "preocupe", provavelmente por uma atitude de hipercorreção. Tal atitude nada tem de patológica e, nesse caso, a inserção da semivogal /w/, grafada com a letra "l", deve estar relacionada à não-realização de trava de sílaba em contextos análogos, como nas palavras "último", "culpado" e "pulseira".

Quanto à segmentação, é possível afirmar que essa menina já está se valendo do conhecimento da própria escrita para decidir onde segmentar um enunciado. Possivelmente, por já reconhecer a existência de unidades tais como preposições, conjunções, artigos, apresenta uma hipersegmentação, "com migo", pelo estabelecimento de uma analogia. As hipersegmentações são geradas pelo contato com a linguagem escrita e, por isso, nos momentos iniciais da escrita são menos freqüentes do que as hipossegmentações, as quais são determinadas em função da pauta sonora.

Ainda com relação à grafia de M.S., é possível verificar o uso apropriado de maiúsculas e minúsculas e, embora faça em diversas situações uso "inadequado" de sinais de pontuação, ela já se deu conta da necessidade de pontuar o texto, usando vírgula, ponto final e ponto de interrogação. Conforme Cardoso (2002, p. 169), "as marcas de pontuação exprimem o esforço do enunciador em adequar o discurso escrito para o outro/leitor". Para essa autora, a utilização dessas marcas traduz a intenção de o aprendiz intervir em seus próprios textos. Por isso, sugere que só o trabalho com o texto pode dar às crianças a possibilidade de perceberem diferentes posicionamentos enunciativos, motivando o uso da pontuação.

É esse trabalho que nos permite considerar as reflexões e o uso de um vasto conhecimento por parte do aprendiz, na produção de unidades lingüísticas significativas. As produções elaboradas por M.S., além dos sinais de pontuação, apontam várias estratégias – inferências, nominalizações, pronominalizações – das quais ela lança mão para garantir a construção de suas seqüências textuais. Provavelmente por ignorar essas estratégias é que a escola aponta M.S. como portadora de uma dificuldade de aprendizagem relacionada à linguagem escrita.

Sem considerar a produção de textos, a escola fica restrita à observação de "erros" gráficos apresentados por M.S., já analisados, tais como troca e acréscimo de letras, segmentação indevida. E, nessa direção, aproxima-se dos manuais envolvidos com o que tem sido considerado dislexia. Afinal, ambos – os manuais e a observação da escola –, sem abrir espaço para tentativas e hipóteses lançadas sobre a escrita em construção, partem do princípio de que esses "erros", independentemente do uso efetivo da linguagem, representam sintomas de um problema que diz respeito ao aluno.

Trata-se de uma noção equivocada, que ignora a interação verbal como o espaço em que se dão a produção da linguagem e a constituição dos sujeitos. Tomando o sistema lingüístico como um código estável e disponível, essa noção desconsidera o fato de a linguagem poder remeter-se a si mesma com base em uma de suas características essenciais: a reflexividade. Sem levar em conta essa característica e sem entender que a apropriação da escrita envolve um ato de reflexão sobre esta, conduzindo o aprendiz a um percurso repleto de análises e hipóteses que nem sempre coincidem com a convenção, pistas e indícios que apontam para o fato de a escrita estar sendo construída são falsamente interpretados pela escola e por diversos manuais como sinais disléxicos ou de dificuldades de aprendizagem inerentes ao aprendiz.

No contraponto dessa interpretação, tendo em vista a análise dos textos produzidos por M.S., bem como os recursos utilizados na sua construção, e percebendo as "inadequações" que envolvem a parte gráfica e convencional de sua escrita como parte do próprio processo de apropriação e uso desta, discordamos da posição assumida pela escola. Em concordância com a fonoaudióloga A., assumimos que crianças capazes de formular hipóteses como as apresentadas por M.S. já sabem escrever, entendem a base de um sistema alfabético e, sobretudo, reconhecem os usos significativos que podem fazer com a escrita.

A relevância dos casos estudados

A descrição e a análise desses quatro casos de crianças apontadas como portadoras de distúrbios ou de dificuldades relacionadas à escrita nos levam a perceber, de acordo com os dados e episódios apresentados, diferentes hipóteses provisórias lançadas sobre essa realidade lingüística, bem como histórias variadas de relação com ela. Nesse sentido, distanciando-nos de regras diagnósticas previamente estipuladas e de tarefas avaliativas que desconsideram o próprio aprendiz, buscamos compreender a singularidade da relação estabelecida entre cada criança-sujeito dessa pesquisa e a linguagem.

Na análise do caso G.W.G., percebemos um menino que já no início do processo de apropriação da escrita, quando cursava a 2ª série do ensino fundamental, havia sido apontado pela escola como um estudante com problemas de atenção e dificuldade com a escrita. Tal apontamento fez a família procurar um médico que ratificou a posição da escola, levando G.W.G. a introjetar noções negativas sobre si mesmo e sobre a escrita. Em função disso, ele passou a se ver como alguém que não sabia escrever, chegando a afirmar essa conclusão. Todavia, seus dados de escrita, construídos em eventos dialógicos, apontam para uma situação contrária a essa tanto do ponto de vista gráfico como textual. Ou seja, apontam para o fato de G.W.G. estar se apropriando desse objeto de conhecimento segundo um conjunto de reflexões e estratégias que, em algumas situações, não são condizentes com a convenção, como é previsível no processo de apropriação e domínio da linguagem escrita.

Na análise do caso G.A., acompanhamos um menino que também, já quando cursava a 2ª série do ensino fundamental, foi considerado pela escola como portador de dificuldades com a escrita. Em função disso, foi encaminhado a uma fonoaudióloga que, confirmando a visão da escola, atendeu esse menino por nove meses, pautada em exercícios de repetição de letras e palavras. Nesse processo, G.A. passou a apresentar insegurança com relação à escrita, chegando a dizer que tinha medo de escrever, pois escrevia "errado". Entretanto, com base em atividades interativas vivenciadas com outra fonoaudióloga, reconhecida pela inicial K., nas quais seus ditos "erros" foram encarados como integrantes do processo de apropriação da escrita, ele passou a assumir uma posição mais produtiva perante a escrita, afirmando, inclusive, que queria ser escritor. Desenvolvendo grande disposição para a escrita, G.A. produziu vários textos, em diferentes versões, mobilizando reflexões e hipóteses sobre aspectos gráficos e textuais da escrita, as quais, longe de quadros patológicos, indicam a sua disponibilidade em manipular essa manifestação lingüística.

Na análise do caso L.H.M., acompanhamos um menino, cuja família não tinha o hábito de manusear materiais escritos, que, aos 7 anos de idade e cursando a 1ª série do ensino fundamental, foi encaminhado para avaliação clínica pelo fato de a escola suspeitar que ele apresentava "dificuldade de aprendizagem, principalmente, em língua portuguesa". Nessa avaliação, realizada por uma psicóloga, a queixa da escola foi confirmada e, no ano seguinte, após ter sido reprovado, o menino chegou à clínica escrevendo palavras soltas, cujas seqüências de letras lhe eram previamente conhecidas, denunciando que percebia a escrita como uma tarefa a ser executada para cumprir ordens da professora, conforme relatado pelo próprio L.H.M.

Em nossos encontros, esse menino se mostrou inseguro e arredio diante de atividades escritas, manifestando explicitamente seu medo de escrever "errado" e pedindo que escrevêssemos por ele. Porém, à medida que pôde, em episódios significativos, tentar, manipular, perguntar, acertar e "errar", ele foi cautelosamente assumindo uma posição mais autônoma ante o objeto escrito. Nas suas produções, percebemos marcas, indícios e detalhes a delinear um processo em curso de apropriação da linguagem escrita. Embora pequenos, seus textos indicam marcas singulares de operações gráficas e textuais, as quais, ao contrário do que supõem a escola e a avaliação psicológica, apontam para o fato de L.H.M., como um aprendiz que age com e sobre a linguagem, estar se apropriando da escrita.

Por fim, M.S. é uma menina que foi encaminhada para avaliação fonoaudiológica aos 9 anos de idade, quando cursava o 4º ano do ensino fundamental. Esse encaminhamento foi feito pela escola, que, ao verificar trocas de letras na escrita de M.S., suspeitou que essa menina apresentava "dificuldades de aprendizagem da língua escrita". Contudo, ao verificar a disposição dessa criança para atividades interativas, nas quais escreveu para interlocutores/leitores bem definidos, com base em motivos estabelecidos e assumindo-se como responsável pela sua escrita, a fonoaudióloga A. não confirmou tal suposição, sobretudo, por entender que as trocas de letras cometidas por M.S. – motivo de preocupação da escola – são fatos próprios do processo de apropriação da escrita e, nesse sentido, constituem indícios que apontam esse percurso.

De forma geral, é possível afirmar que, em todos os casos analisados, a indicação do "problema" ou da "dificuldade" foi efetivada pela escola e, com exceção do caso M.S., corroborada por outros profissionais conforme questões relacionadas aos aspectos gráficos e convencionais da escrita: "trocas e omissões de letras", bem como "pouco volume de escrita", no caso G.W.G; "diversas trocas de letras na escrita", no caso G.A.; "falta de correspondências entre sons e letras ao ser submetido a ditados", no caso L.H.M; "trocas de letras", no caso M.S.

E, de fato, em todos os casos investigados, verificamos uma gama de aspectos idiossincráticos e singulares relacionados à grafia e à convenção da escrita. Dependendo das particularidades de cada caso, pudemos perceber não só trocas de letras, como também acréscimos, supressões e inversões de vários grafemas. Acompanhamos igualmente atitudes de hipercorreção – pela aplicação "indevida" de uma regra –, de hipossegmentações, de hipersegmentações, de escrita pautada na oralidade, de traçado de grafemas sobrepostos, entre outras. Sabemos, de acordo com o que apresentamos no decorrer deste livro, que essas atitudes têm sido tomadas – por diversos profissionais, por associações nacionais e internacionais e por uma vasta literatura – como sintomas de uma dita dislexia ou dificuldades específicas de aprendizagem.

Todavia, todos esses fatos explicitados na análise dos casos, sem qualquer exceção, são lingüisticamente justificados, já estudados e explicados por vários pesquisadores, citados no capítulo dois. Esses "erros", do ponto de vista da convenção da escrita, longe de traços patológicos, são indícios da efetivação da apropriação da escrita, uma vez que resultam de reflexões e análises lançadas sobre essa modalidade de linguagem.

Portanto, ressaltamos que a preocupação excessiva com tais "erros" e com regras ortográficas e gramaticais tem impedido o sistema escolar, e vários profissionais vinculados a ele, de perceber as diferentes estratégias usadas pelas crianças para lidar com a arbitrariedade da escrita convencional. Coudry e Morato (1989) afirmam que, na escola, a natureza dialógica da linguagem não é considerada.

> A fala acaba reduzida a um sistema de código e não a uma relação significativa entre sujeitos, a escrita converte-se em reprodução de um determinado modelo e a leitura em mero reconhecimento do modelo reproduzido. A fixidez retira o traço de "uso" e de "pessoalidade" da linguagem. (Coudry e Morato, 1989, p. 53)

Assim, chamamos a atenção para a necessidade de entendermos que a apropriação da escrita não se efetiva por meio de lições, exercícios ou tarefas que desconsideram o aprendiz. De acordo com Possenti (1996), não aprendemos a escrever por meio do cumprimento de exercícios ou da simples execução dessa e daquela tarefa, mas de práticas efetivas, significativas e contextualizadas. Sem se dar conta disso, o sistema educacional trabalha com uma proposta fixa e engessada de ensino, que não prevê tentativas e hipóteses.

Em posição contrária, ao assumirmos práticas textuais como centro do processo de apropriação da escrita, e tentativas e hipóteses dos aprendizes como imprescindíveis nesse processo, pudemos vislumbrar todas as crianças-sujeitos da pesquisa aqui apresentada construindo textos. Assim, constituiram-se como locutores que tinham o que e para quem escrever, estabelecendo configurações textuais bem definidas: cartas, anúncios publicitários, convites, entre outras.

Para garantir seqüenciação e progressão tópica aos seus textos, conforme explicitado na apresentação de cada caso, nossos sujeitos mobilizaram uma série de conhecimentos e estratégias: deram continuidade ao discurso, assegurando a manutenção dos assuntos tratados em um constante processo de retroação e progressão; construíram referenciações por meio de pronomes, elipses, nomes e da elaboração de anáforas indiretas ou associativas; estabeleceram seqüenciações fazendo uso de diferentes elementos textualizadores, dêiticos e, além disso, trabalhando a introdução e a recorrência de itens lexicais em função dos diferentes efeitos que queriam enfatizar para o leitor.

Na esteira dessas produções, ressaltamos a necessidade de considerarmos a prática viva da língua. Com base nessa prática, é possível entender que a relação entre o sujeito-aprendiz e a linguagem se constitui e se modifica continuamente, marcada pelo fluxo de atividades dialógicas segundo enunciações que acontecem em situações reais. Portanto, os aprendizes não se relacionam com um sistema lingüístico abstrato, o qual seria registrado passivamente por meio de tarefas normativas, mas, antes disso, cada um deles desenvolve a sua consciência, inclusive acerca da escrita, com base na interação verbal, na relação estabelecida com a palavra do outro.

A propósito da palavra do outro, cabe enfatizar que os casos analisados, com exceção de M.S., apontam crianças inseguras e com medo diante da escrita, afastando-se de atividades em que tinham de ler e escrever. Essas atitudes refletem exatamente a imagem que tais crianças construíram sobre si mesmas e sobre a escrita diante dos diferentes enunciados produzidos por professores, médicos, fonoaudiólogos, psicólogos, pais, e entrelaçados com suas histórias de vida e de relação com a linguagem. Entendendo que a nossa consciência se constitui na interação, é possível afirmar que o medo e a repulsa relacionados à escrita são resultantes de uma história na qual os aprendizes são inadvertidamente tomados como impossibilitados, incapazes, portadores de dislexia ou de uma dificuldade de aprendizagem.

Nesse percurso, o aluno acaba introjetando, como bem afirmam Moysés e Collares (1992), uma doença inexistente, com repercussões sobre a sua auto-estima, a sua auto-imagem, enfim, o seu autoconceito. Assim, parece-nos claro que, pela sua submissão diante do suposto saber que a escola e o sistema de saúde detêm, a criança, sem saída, personifica um dito problema e assume um rótulo que não lhe cabe. Conforme aponta Smolka (2000, p. 16):

> numa surda situação de simulacro – em que os professores desconfiam das crianças e dos pais; os pais não confiam nos próprios filhos nem nos professores; as crianças aprendem a não confiar em si mesmas nem nos adultos –, as relações interpessoais vão sendo camufladas, interrompidas e ninguém parece questionar as condições ou duvidar dos métodos: a escola se mantém enquanto as crianças evadem.

De acordo com a autora, essa situação diz respeito às escolas públicas e particulares. Pois, no contexto do ensino particular, a evasão é substituída pela mudança de escola, devido à insistência dos pais e ao fato de as "dificuldades" dos alunos serem trabalhadas por profissionais que estão fora da escola, em um sistema paralelo de "apoio" a ela, graças aos recursos financeiros da família. Em resumo, falhando no seu papel pedagógico, o sistema escolar parece justificar-se na medida em que aponta uma série de "patologias" nas crianças, refletindo a visão organicista da sociedade atual, a qual tem negligenciado o caráter social, cultural e histórico do desenvolvimento humano, para evidenciar critérios pouco elucidativos que repousam em noções do tipo acerto/erro, normal/patológico. Nessa direção, o próprio conceito de "normal" precisa ser enfrentado. De acordo com Canguilhem (1990), a normalização dos meios técnicos da educação e da saúde é a expressão de exigências coletivas cujo conjunto define, em determinada sociedade, sua maneira de relacionar a sua própria estrutura com aquilo que considera seu bem particular.

Portanto, o "normal", longe de ser um conceito estático ou pacífico, é, ao mesmo tempo, a extensão e a exibição da norma. Para o autor, não é possível supor que a saúde possa ser compreendida na medida em que são abordadas questões relativas à doença. Da mesma forma, entendemos que não poderemos compreender e participar, em conjunto com as nossas crianças, do processo de apropriação da escrita enquanto tomarmos fatos próprios desse processo como sintomas de uma doença.

Considerações Finais

Ao constatarmos, em função de nossa prática em fonoaudiologia, uma procura constante por atendimentos voltados a crianças que, durante o processo de apropriação da escrita, vêm sendo indicadas pela escola como "problemáticas" e diagnosticadas, por profissionais – médicos, fonoaudiólogos, psicólogos –, como disléxicas ou portadoras de distúrbios de aprendizagem da linguagem escrita, buscamos, neste livro, evidenciar que tais indicações ou diagnósticos mostram-se inconsistentes e equivocados.

Inicialmente, procuramos denunciar que, apesar de bastante difundida em diversos países e do significativo número de pessoas freqüentemente apontado como portador de dislexia, a definição dessa suposta patologia apresenta-se imprecisa e obscura. Pois, na tentativa de explicar questões relacionadas a atividades humanas, tal definição, pautando-se em um modelo biológico das ciências naturais, afasta-se completamente da compreensão do trajeto percorrido pela criança durante a apropriação da escrita, bem como dos efeitos das práticas discursivas que acompanham esse trajeto.

Ainda que muitas pesquisas tenham se desenvolvido, tentando localizar na criança-aprendiz – em seu cérebro, olho, ouvido, metabolismo, na sua mão ou na família – a causa de situações escolares consideradas "desviantes", a literatura resultante dessas pesquisas reflete posicionamentos conflitantes e vagos que não ultrapassam o plano de presunções. Nesse sentido, ressaltamos que a ampla bibliografia sobre essa temática revela um conceito equivocado que, ao divorciar o homem – a criança, o jovem, o aluno – das relações que estabelece com a sociedade, tenta explicitar fatos relacionados à apropriação da escrita apoiado em posicionamentos restritivamente organicistas e contraditórios entre si.

Prosseguindo em nosso trabalho, com a intenção de superar esses posicionamentos que reduzem ações humanas – processos de escolarização, de apropriação da escrita – à realidade das coisas, indicamos a necessidade de resgatar o papel da linguagem como constitutiva do sujeito e da própria realidade. Com esse enfoque, tomamos a linguagem sob uma perspectiva que a concebe como atividade dialógica, constitutiva, resultante de um trabalho histórico, coletivo, permanente e inconcluso que se realiza por indivíduos socialmente organizados em diferentes situações de interação.

Compreendendo que tal atividade se dá na prática intersubjetiva, a qual envolve a construção conjunta da significação em um processo de troca estabelecida entre um eu e um outro, enfocamos o texto como unidade de produção da linguagem, na qual convergem ações lingüísticas, cognitivas e sociais. Desse modo, buscamos denunciar a inconsistência de procedimentos descritivos e avaliativos que, pautados em uma noção que percebe a língua como um sistema fechado de signos, enquadram fatos próprios da escrita que está sendo constituída em supostos quadros patológicos, em função de tarefas embasadas na percepção e discriminação de letras, sílabas e frases independentes de qualquer intenção interativa.

Com relação ao posicionamento descritivo do que tem sido considerado dislexia, denunciamos que os ditos sintomas disléxicos – os "erros", as "inadequações", as refacções – não se justificam como manifestações patológicas, mas revelam atitudes que acompanham o processo de apropriação e uso da escrita. Em oposição a uma visão normalizadora e estigmatizante, privilegiamos a linguagem na sua heterogeneidade e indeterminação e afirmamos que fenômenos tidos como patológicos – instabilidades, trocas, omissões, acréscimos de letras, segmentações "inadequadas" de palavras – nada mais são que atitudes de reflexão e hipóteses lançadas pelo aprendiz sobre a escrita como um objeto de conhecimento.

Tendo em vista que o vínculo entre o sujeito e a linguagem está em permanente constituição, e entendendo que a apropriação da escrita implica um trabalho, isto é, um processo contínuo de análises, reflexões e tentativas, enfatizamos a necessidade de compreendermos que cada sujeito se relaciona com a escrita e com o outro participante desse processo de forma única e singular. Por meio dessa relação singular, cada um pode percorrer diferentes caminhos até a apropriação do objeto escrito, manifestando maneiras diversas de manipular a linguagem. Essas manifestações, longe de sintomas ditos disléxicos, nos fornecem pistas, indícios do caminho percorrido pelo sujeito no processo de apropriação da escrita e, por isso, sinalizam a própria concretização da construção dessa modalidade de linguagem.

Investigadas as tarefas avaliativas propostas em manuais, concluímos que elas se revelam inconsistentes por desconsiderarem tanto o processo de construção e utilização do objeto escrito, quanto o próprio sujeito e suas ações lingüísticas. Essas tarefas, pelo propósito classificatório que as inspira, pela forma descontextualizada como se organizam, pela falta de critérios lingüísticos capazes de elucidá-las, de fato, não avaliam a linguagem escrita. Por isso, elas não podem servir de base para a elaboração de um diagnóstico relacionado a uma suposta patologia refletida na apropriação da linguagem, pois ora se afastam da própria linguagem – que, embasada em uma noção de "prontidão para a alfabetização", fica reduzida a um conjunto de habilidades perceptivas e motoras –, ora buscam fundamento em uma abordagem restritiva que toma o sujeito como passivo e a língua como um conjunto imóvel de sinais inertes.

Com a intenção de suplantar procedimentos avaliativos que ignoram a interação socioverbal e descrevem formas lingüísticas fragmentadas e distanciadas de um contexto significativo, analisamos casos de sujeitos rotulados e diagnosticados como disléxicos ou portadores de dificuldades com a linguagem escrita, sem perder de vista a construção conjunta de atividades dialógicas, o conhecimento partilhado, a constituição dos interlocutores e suas imagens, a situação imediata de manifestação da linguagem e o seu caráter social mais amplo. Por isso, delineamos o contorno de micro-histórias vinculadas ao processo de apropriação do objeto escrito e investigamos, de forma individualizada, cada um dos casos analisados, procurando reconstituir e caracterizar a relação estabelecida entre as crianças que fizeram parte da pesquisa aqui apresentada e a linguagem escrita.

No decorrer dessa análise particularizada, pudemos perceber que, ao contrário dos rótulos ou diagnósticos que carregam, essas crianças não demonstram "desvios" lingüísticos. Antes disso, elas apresentam diferenças individuais previstas no processo de apropriação da linguagem, em que prevalecem ritmos e maneiras de atuar sobre a escrita próprios de cada uma, nos valores que atribuem a essa realidade lingüística, no modo com que deparam e se relacionam com ela no contexto familiar e escolar, refletindo o encontro com a palavra do outro.

Ao considerarmos características singulares e particulares – dependentes da relação estabelecida com a palavra do outro – como constitutivas do processo de apropriação da escrita, pudemos perceber que as quatro crianças construíram unidades textuais, de acordo com diferentes propósitos e situações. Assumiram-se como locutores, ou seja, como sujeitos que tinham algo a escrever para outros, seus interlocutores/leitores. Levando em conta as situações de interlocução das quais participavam, essas crianças produziram textos diversos: escreveram cartas, organizaram convites, criaram histórias de ficção, relataram experiências pessoais, participaram de diálogos compartilhados, registraram regras de jogos, lançando mão de diferentes estratégias.

Essas estratégias apontam para o fato de as nossas crianças mobilizarem um conjunto de conhecimentos acerca da linguagem, tanto de aspectos textuais como de questões gráficas e convencionais da escrita. De forma geral, é possível afirmar que elas dominam mecanismos textuais, pois, dependendo de suas intenções como produtoras de textos, cada uma construiu unidades lingüísticas significativas e organizadas com base em processos de progressão referencial e de progressão tópica. Foram várias as estratégias de referenciação: repetições lexicais, elipses, pronominalizações, relações indiretas ou associativas.

Além da progressão referencial, verificamos que, ao escreverem seus textos, todas as crianças em questão lançaram mão de vários operadores discursivos, assegurando seqüenciação às suas produções, que, dependendo da própria situação interativa, foram encadeadas por meio de marcadores de relações temporais, de articuladores discursivo-argumentativos, de organizadores enunciativos. Nesse sentido, entendendo a continuidade tópica como um princípio organizador do discurso, reafirmamos o fato de essas crianças, pautadas em assuntos tratados na própria situação discursiva, introduzirem segmentos tópicos nas suas produções, dando-lhes continuidade e progressão mediante um constante movimento de "ir-e-vir" que entrelaça as partes do texto. Todos esses aspectos evidenciam ações *com*, *sobre* e *da* linguagem dependentes da escolha de uma configuração textual e de um processo de decisão por parte de cada um dos locutores/escritores, que, engajados no trabalho lingüístico, procuraram dar sentido às suas produções.

Da mesma forma, em função da emergência de traços individuais na seleção de recursos lingüísticos vinculados aos aspectos gráficos e convencionais – os quais têm sido fonte de preocupação de escolas na mesma medida em que são usados como critérios diagnósticos para supostos distúrbios de aprendizagem –, verificamos indícios da manipulação da linguagem que apontam para a efetivação da apropriação da escrita. Nas diferentes produções textuais, pudemos perceber, de acordo com cada caso, diversas reflexões vinculadas à grafia e à convenção da escrita: marcas de sinais de pontuação, o uso de maiúsculas e minúsculas, a regulamentação ortográfica, a segmentação da escrita.

Verificamos caso a caso que as crianças manuseiam o objeto escrito por meio de estratégias diversas: apoio na oralidade, uso "indevido" de letras em função do próprio sistema ortográfico, hipercorreção, transcrição fonética, gestos de refacção, segmentação por influência da oralidade, ou pelo conhecimento já interiorizado acerca da própria escrita. Essas estratégias, próprias do processo de apropriação da linguagem, cooperam para a compreensão da relação que se instaura entre as características gerais dos sujeitos e as diferentes manifestações de sua singularidade e, portanto, não podem ser tomadas como sinais de dislexia. Tais características – gerais e singulares – nos levam a vislumbrar a escrita em uso e nos permitem apontar que, completamente desvinculadas da noção de distúrbio, revelam mecanismos de reflexão sobre a linguagem escrita em pleno processo de apropriação.

REFERÊNCIAS BIBLIOGRÁFICAS

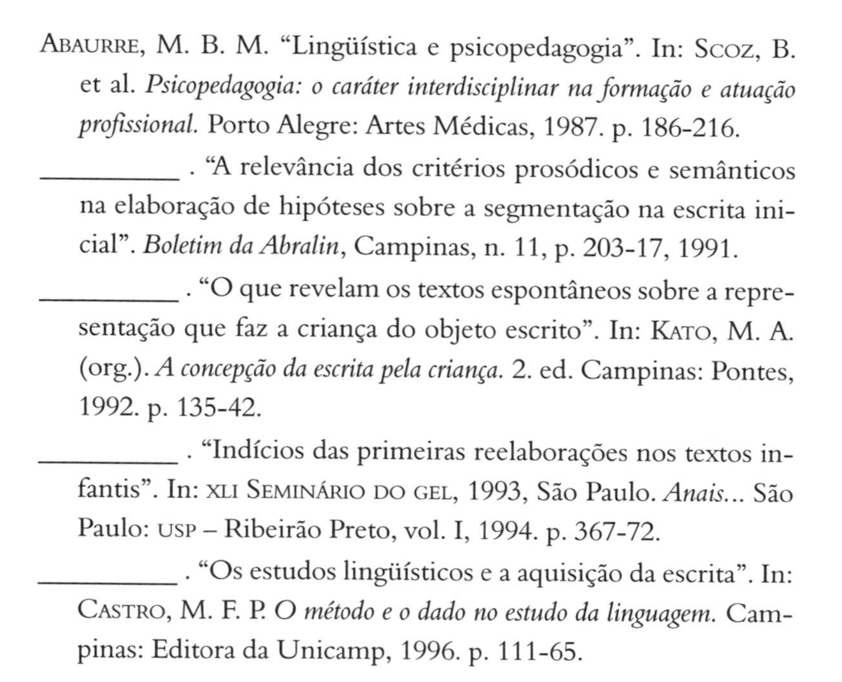

ABAURRE, M. B. M. "Lingüística e psicopedagogia". In: SCOZ, B. et al. *Psicopedagogia: o caráter interdisciplinar na formação e atuação profissional.* Porto Alegre: Artes Médicas, 1987. p. 186-216.

__________ . "A relevância dos critérios prosódicos e semânticos na elaboração de hipóteses sobre a segmentação na escrita inicial". *Boletim da Abralin*, Campinas, n. 11, p. 203-17, 1991.

__________ . "O que revelam os textos espontâneos sobre a representação que faz a criança do objeto escrito". In: KATO, M. A. (org.). *A concepção da escrita pela criança.* 2. ed. Campinas: Pontes, 1992. p. 135-42.

__________ . "Indícios das primeiras reelaborações nos textos infantis". In: XLI SEMINÁRIO DO GEL, 1993, São Paulo. *Anais...* São Paulo: USP – Ribeirão Preto, vol. I, 1994. p. 367-72.

__________ . "Os estudos lingüísticos e a aquisição da escrita". In: CASTRO, M. F. P. *O método e o dado no estudo da linguagem.* Campinas: Editora da Unicamp, 1996. p. 111-65.

__________. "(Re)escrevendo: O que muda?" In: ABAURRE, M. B. M.; FIAD, R. S.; MAYRINK-SABINSON, M. L. T. *Cenas de aquisição da escrita: o sujeito e o trabalho com o texto*. Campinas: Mercado de Letras, 1997a. p. 61-71.

__________. "Uma história individual". In: ABAURRE, M. B. M.; FIAD, R. S.; MAYRINK-SABINSON, M. L. T. *Cenas de aquisição da escrita: o sujeito e o trabalho com o texto*. Campinas: Mercado de Letras, 1997b. p. 79-115.

ABAURRE, M. B. M.; FIAD, R. S.; MAYRINK-SABINSON, M. L. T. "Considerações sobre a utilização de um paradigma indiciário na análise de episódios de refacção textual". *Trabalhos em Lingüística Aplicada*, Campinas, n. 25, p. 5-23, 1995.

ABAURRE, M. B. M.; FIAD, R. S.; MAYRINK-SABINSON, M. L. T. *Cenas de aquisição da escrita: o sujeito e o trabalho com o texto*. Campinas: Mercado de Letras, 1997.

ABAURRE, M. B. M.; MAYRINK-SABINSON, M. L. T.; FIAD, R. S. (orgs.). *Estilo e gênero na aquisição da escrita*. Campinas: Komedi, 2003.

ABAURRE, M. B. M.; SILVA, A. "O desenvolvimento de critérios de segmentação na escrita". *Temas em Psicologia*, Ribeirão Preto, n. 1, p. 89-102, 1993.

ABAURRE-GNERRE, M. B. M. et al. "Leitura e escrita na vida e na escola". *Leitura: Teoria & Prática*, Porto Alegre, n. 6, p. 15-27, 1985.

AMERICAN PSYCHIATRIC ASSOCIATION. *Diagnostic and statistical manual of mental disorders*. Tradução brasileira de Dayse Batista. *Manual diagnóstico e estatístico de transtornos mentais - DSM IV*. Porto Alegre: Artes Médicas, 2000.

APOTHÉLOZ, D. "Papel e funcionamento da anáfora na dinâmica textual". In: CAVALCANTE, M. M.; RODRIGUES, B. B.; CIULLA, A. (orgs.). *Referenciação*. São Paulo: Contexto, 2003. p. 53-84.

ASSOCIAÇÃO BRASILEIRA DE DISLEXIA. Disponível em: < www. dislexia.org.br > Acesso em: 12 de setembro de 2006.

BAKHTIN, M. *Estética da criação verbal*. São Paulo: Martins Fontes, 1992a.

__________ . *Marxismo e filosofia da linguagem*. São Paulo: Hucitec, 1992b.

BEAUGRANDE, R.; DRESSLER, W. *Introduction to text linguistics*. Londres e Nova York: Longman, 1981.

BOLAFFI, C. "Leitura e escrita: uma prática clínica". In: MARCHESAN, I. Q. et al. (orgs.). *Tópicos em fonoaudiologia*. São Paulo: Lovise, 1994. p. 65-81.

BRAIT, B. "A natureza dialógica da linguagem: formas e graus de representação dessa dimensão constitutiva". In: FARACO, C. A.; TEZZA, C.; CASTRO, G. (orgs.). *Diálogos com Bakhtin*. Curitiba: Editora da UFPR, 1996. p. 69-92.

BRODZINSKI, J. *O que as crianças "limítrofes" revelam através da escrita?* 2000. 194 f. Dissertação (Mestrado em Letras) – Setor de Ciências Humanas, Letras e Artes, Universidade Federal do Paraná, Curitiba, Paraná.

BRONCKART, J. P. *Atividade de linguagem, textos e discursos: por um interacionismo sócio-discursivo*. São Paulo: Educ, 1999.

CAGLIARI, L. C. *Alfabetização e lingüística*. São Paulo: Scipione, 1989.

__________ . *Alfabetizando sem o bá - bé - bi - bó - bu*. São Paulo: Scipione, 1998.

CANGUILHEM, G. *O normal e o patológico*. Rio de Janeiro: Forense Universitária, 1990.

CARACIKI, A. M. *Distúrbios da palavra: dislalia e dislexia-dislálica*. Rio de Janeiro: Enelivros, 1983.

CARDOSO, C. J. *A socioconstrução do texto escrito: uma perspectiva longitudinal*. Campinas: Mercado de Letras, 2002.

CARVALHO, I. A. M.; ALVAREZ, A. M. M. A.; CAETANO, A. L. *Perfil de habilidades fonológicas*. São Paulo: Via Lettera, 1998.

CONDEMARIN, M.; BLOMQUIST, M. *La dyslexia: manual de lectura correctiva*. Tradução de Ana Maria Netto Machado. *Dislexia: manual de leitura corretiva*. Porto Alegre: Artes Médicas, 1986.

COUDRY, M. I. H. *Diário de Narciso: discurso e afasia*. São Paulo: Martins Fontes, 1988.

COUDRY, M. I. H.; MORATO, E. M. "Reflexões sobre a atividade oral e escrita de deficientes no contexto escolar". *Cadernos Cedes*, São Paulo, n. 25, p. 49-58, 1989.

COUDRY, M. I. H.; SCARPA, E. M. "De como a avaliação de linguagem contribui para inaugurar ou sistematizar o déficit". In: ROJO, R. H. R.; CUNHA, M. C.; GARCIA, L. M. (orgs.). *Fonoaudiologia e lingüística*. São Paulo: Educ, 1990. p. 83-95.

CRITCHLEY, M. D. *La dyslexie vraie et les difficultés de lecture chez l'enfant*. Toulouse: Privat, 1974.

CUBA DOS SANTOS, C. *Dislexia específica de evolução*. São Paulo: Sarvier, 1987.

DEFRIES, J. C.; FULKER, D. W. "Multiple regression analyses of twin data". *Behaviour Genetical*, (15), p. 167-76, 1985.

DEMONT, E. "Consciência fonológia, consciência sintática: que papel (ou papéis) desempenha na aprendizagem eficaz da leitura?". In: GRÉFOIRE, J.; PIÉRART, B. (orgs.). *Évaluer les trobles de la lecture: les nouveaux modèles théoriques et leurs implications diagnostiques*. Tradução de Maria Regina Borges Osório. *Avaliação dos problemas de leitura: os novos modelos teóricos e suas implicações diagnósticas*. Porto Alegre: Artes Médicas, 1997. p. 189-201.

ELLIS, A. W. *Reading, writing and dyslexia: a cognitive analysis*. Tradução de Dayse Batista. *Leitura, escrita e dislexia: uma análise cognitiva*. Porto Alegre: Artes Médicas, 1995.

ENGUITA, M. F. *A face oculta da escola: educação e trabalho no capitalismo*. Porto Alegre: Artes Médicas Sul, 1989.

ESTIENNE, F. "O procedimento do exame". In: HOUT, A. V.; ESTIENNE, F. (orgs.). *Les dyslexies: décrire, évaluer, expliquer, traiter*. Tradução de Cláudia Schilling. *Dislexias: descrição, avaliação, explicação, tratamento*. Porto Alegre: Artmed, 2001. p. 71-81.

FÁVERO, L. L. *Coesão e coerência textuais*. 3. ed. São Paulo: Ática, 1995.

FARACO, C. A. *Linguagem e diálogo: as idéias lingüísticas do círculo de Bakhtin*. Curitiba: Criar, 2003.

FIJALKOW, J. *Mauvais lecteurs, Porquoi?* Paris: PUF, 1990.

FONSECA, V. D. *Introdução às dificuldades de aprendizagem*. Porto Alegre: Artes Médicas, 1995.

FRANCHI, C. "Criatividade e gramática". *Trabalhos em Lingüística Aplicada*, Campinas, n. 9, p. 5-45, 1987.

__________. "Linguagem – Atividade Constitutiva". *Cadernos de Estudos Lingüísticos*, Campinas, n. 22, p. 9-39, 1992.

FREIRE, R. M. "A metáfora da dislexia". In: LOPES FILHO, C. O. *Tratado de fonoaudiologia*. São Paulo: Roca, 1997. p. 925-37.

FREITAS, M. T. A. "Bakhtin e psicologia". In: FARACO, C. A.; TEZZA, C.; CASTRO, G. (orgs.). *Diálogos com Bakhtin*. Curitiba: Editora da UFPR, 1996. p. 165-88.

GARCÍA, J. N. *Manual de dificultades de aprendizaje: lenguaje, lecto-escritura y matemática*. Tradução de Jussara Haubert Rodrigues. *Manual de dificuldades de aprendizagem: linguagem, leitura, escrita e matemática*. Porto Alegre: Artes Médicas, 1998.

GERALDI, J. W. "A escrita como trabalho: operações e meta-operações de construção de textos". In: XLI SEMINÁRIO DO GEL, 1993, São Paulo. *Anais*... São Paulo: USP - Ribeirão Preto, vol. 1, 1994. p. 373-78.

__________. *Portos de passagem*. 3. ed. São Paulo: Martins Fontes, 1995.

GIACHETI, C. M.; CAPELLINI, S. A. "Distúrbio de aprendizagem: avaliação e programas de remediação". In: ASSOCIAÇÃO BRASILEIRA DE DISLEXIA. *Dislexia: cérebro, cognição e aprendizagem*. São Paulo: Frôntis, 2000. p. 41-59.

GIORDANO, L.; GIORDANO, L. H. *Los fundamentos de la dislexia escolar*. 2. ed. Buenos Aires: El Ateneo, 1973.

GRÉGOIRE, J.; PIÉRART, B. (orgs.). *Évaluer les trobles de la lecture: les nouveaux modèles théoriques et leurs implications diagnostiques*. Tradução de Maria Regina Borges Osório. *Avaliação dos problemas de leitura: os novos modelos teóricos e suas implicações diagnósticas*. Porto Alegre: Artes Médicas, 1997.

GRÉGOIRE, J. "O diagnóstico dos distúrbios de aquisição da leitura". In: GRÉGOIRE, J.; PIÉRART, B. (orgs.). *Évaluer les trobles de la lecture: les nouveaux modèles théoriques et leurs implications diagnostiques*. Tradução de Maria Regina Borges Osório. *Avaliação dos problemas de leitura: os novos modelos teóricos e suas implicações diagnósticas*. Porto Alegre: Artes Médicas, 1997. p. 36-49.

HOLMES, D. S. *Abnormal psychology*. Tradução de Sandra Costa. *Psicologia dos transtornos mentais*. Porto Alegre: Artes Médicas, 1997.

HOUT, A. V. Prefácio. In: HOUT, A. V.; ESTIENNE, F. (orgs.). *Les dyslexies: décrire, évaluer, expliquer, traiter*. Tradução de Cláudia Schilling. *Dislexias: descrição, avaliação, explicação, tratamento*. Porto Alegre: Artmed, 2001. p. vii-viii (prefácio).

__________. "Descobertas e definições". In: HOUT, A. V.; ESTIENNE, F. (orgs.). *Les dyslexies: décrire, évaluer, expliquer, traiter*. Tradução de Cláudia Schilling. *Dislexias: descrição, avaliação, explicação, tratamento*. Porto Alegre: Artmed, 2001a. p. 17-26.

__________. "Distúrbios do movimento ocular". In: HOUT, A. V.; ESTIENNE, F. (orgs.). *Les dyslexies: décrire, évaluer, expliquer, traiter*. Tradução de Cláudia Schilling. *Dislexias: descrição, avaliação, explicação, tratamento*. Porto Alegre: Artmed, 2001b. p. 187-89.

HOUT, A. V.; ESTIENNE, F. *Les dyslexies: décrire, évaluer, expliquer, traiter*. Tradução de Cláudia Schilling. *Dislexias: descrição, avaliação, explicação, tratamento*. Porto Alegre: Artmed, 2001.

IANHEZ, M. E.; NICO, M. A. *Nem sempre é o que parece: como enfrentar a dislexia e os fracassos escolares*. São Paulo: Alegro, 2002.

INTERNATIONAL DYSLEXIA ASSOCIATION. Disponível em: < www.interdys.org/about_od.stm > Acesso em: 6 de setembro de 2002.

JOBIM E SOUZA, S. *Infância e linguagem: Bakhtin, Vygotsky e Benjamin*. 2. ed. Campinas: Papirus, 1995.

KEIRALLA, D. M. B. *Sujeitos com dificuldades de aprendizagem × sistema escolar com dificuldades de ensino*. 1994. 415 f. Tese (Doutorado em Lingüística) – Instituto de Estudos da Linguagem, Universidade Estadual de Campinas, Campinas, São Paulo.

KLEIMAN, A. *Leitura: ensino e pesquisa*. Campinas: Pontes, 1989.

KOCH, I. G. V. *A coesão textual*. 8. ed. São Paulo: Contexto, 1996.

__________. "Formas lingüísticas e construção do sentido". In: SILVA D. E. G.; VIEIRA, J. A. (orgs.). *Análise do discurso: percursos teóricos e metodológicos*. Brasília: Plano, 2002. p. 21-37.

__________. *A inter-ação pela linguagem*. 8. ed. São Paulo: Contexto, 2003a.

__________. *Desvendando os segredos do texto*. 2. ed. São Paulo: Cortez, 2003b.

LABOV, W.; WALETESKY, J. "Narrative analyses: oral version of personal experience". In: JILM, J. (ed.). *Essays on the verbal and visual arts*. Washington: University of Washington Press, 1967. p. 14-44.

LACERDA, C. B. F. *Inter-relação entre oralidade, desenho e escrita: o processo de construção do conhecimento*. São Paulo: Cabral, 1995.

LAJOLO, M. "O texto não é pretexto". In: ZILBERMAN, R. (org.). *Leitura em crise na escola: as alternativas do professor*. 10. ed. Porto Alegre: Mercado Aberto, 1991. p. 51-62.

LEITE, L. *Sobre o efeito sintomático e as produções escritas de crianças*. 2000. 102 f. Dissertação (Mestrado em Lingüística Aplicada) – Setor de Lingüística Aplicada e Estudos da Linguagem, Pontifícia Universidade Católica de São Paulo, São Paulo, São Paulo.

LEYBAERT, J. et al. "Aprender a ler: o papel da linguagem, da consciência fonológica e da escola". In: GRÉGOIRE, J.; PIÉRART, B. (orgs.). *Évaluer les trobles de la lecture: les nouveaux modèles théoriques et leurs implications diagnostiques*. Tradução de Maria Regina Borges Osório. *Avaliação dos problemas de leitura: os novos modelos teóricos e suas implicações diagnósticas*. Porto Alegre: Artes Médicas, 1997. p. 143-66.

MARCUSCHI, L. *Da fala para a escrita: atividades de retextualização*. São Paulo: Cortez, 2001a.

__________. "Letramento e oralidade no contexto das práticas sociais e eventos comunicativos". In: SIGNORINI, I. (org.). *Investigando a relação oral/escrito e as teorias do letramento*. Campinas: Mercado das Letras, 2001b. p. 23-50.

__________. "Anáfora indireta: o barco textual e suas âncoras". *Revista Letras*, Curitiba, n. 56, p. 217-58, 2001c.

MARCUSCHI, L. A.; KOCH, I. G. V. "Estratégias de referenciação e progressão referencial na língua falada". In: ABAURRE, M. B. M.; RODRIGUES, A. C. S. (orgs.). *Gramática do português falado*. vol. viii. Campinas: Editora da Unicamp, 2002. p. 31-56.

MASSI, G. A. A. "A escrita de um aluno: uma análise lingüístico-textual". *Pró-fono: revista de atualização científica*, São Paulo, v. 13, n. 2, p. 190-5, 2001.

________. "Dislexia ou processo de aquisição da escrita". *Distúrbios da Comunicação*, São Paulo, v. 16, n. 3, p. 355-69, 2004.

MASSINI-CAGLIARI, G. *O texto na alfabetização: coesão e coerência*. Campinas: Mercado de Letras, 2001.

MAYRINK-SABINSON, M. L. T. "(Re)escrevendo: momentos iniciais". In: ABAURRE, M. B. M.; FIAD, R. S.; MAYRINK-SABINSON, M. L. T. *Cenas de aquisição da escrita: o sujeito e o trabalho com o texto*. Campinas: Mercado de Letras, 1997a. p. 53-9.

________. "O papel do interlocutor". In: ABAURRE, M. B. M.; FIAD, R. S.; MAYRINK-SABINSON, M. L. T. *Cenas de aquisição da escrita: o sujeito e o trabalho com o texto*. Campinas: Mercado de Letras, 1997b. p. 117-50.

________. "Um evento singular". In: ABAURRE, M. B. M.; FIAD, R. S.; MAYRINK-SABINSON, M. L. T. *Cenas de aquisição da escrita: o sujeito e o trabalho com o texto*. Campinas: Mercado de Letras, 1997c. p. 37-49.

MONDADA, L.; DUBOIS, D. "Construção dos objetos do discurso e categorização: uma abordagem para processos de referenciação". In: CAVALCANTE, M. M.; RODRIGUES, B. B.; CIULLA, A. *Referenciação*. São Paulo: Contexto, 2003. p. 17-52.

MOYSÉS, M. A. A.; COLLARES, C. A. L. "A história não contada dos distúrbios de aprendizagem". *Cadernos Cedes*, São Paulo, n. 28, p. 23-50, 1992. - O sucesso escolar: um desafio pedagógico. Campinas: Papirus.

MOUSTY, P. et al. "Belec: uma bateria de avaliação da linguagem escrita e de seus distúrbios". In: GRÉGOIRE, J.; PIÉRART, B. (orgs.). *Évaluer les trobles de la lecture: les nouveaux modèles théoriques et leurs implications diagnostiques*. Tradução de Maria Regina Borges Osório. *Avaliação dos problemas de leitura: os novos modelos teóricos e suas implicações diagnósticas*. Porto Alegre: Artes Médicas, 1997. p. 125-42.

NICO, M. A. N. "Anotações do discurso de abertura". *V Simpósio Internacional de Dislexia*, São Paulo/Memorial da América Latina, 4 e 5 de outubro de 2002.

NUNES, T.; BUARQUE, J.; BRYANT, P. *Dificuldades na aprendizagem da leitura: teoria e prática*. São Paulo: Cortez, 1992.

ORGANIZAÇÃO MUNDIAL DA SAÚDE (coord.). *The ICD-10 Classification of mental and behavioural disorders – Clinical descriptions and disgnostic guidelines*. Tradução de Dorgival Caetano. *Classificação de transtornos mentais e de comportamento da CID 10: descrições clínicas e diretrizes diagnósticas*. Porto Alegre: Artes Médicas, 1993.

__________. *Classificação internacional de doenças – CID 10*. Disponível em: <www.cid10.hpg.com.br> Acesso em: 10 de outubro de 2002.

PAÍN, S. *Diagnóstico y tratamiento de los problemas de aprendizaje*. Tradução de Ana Maria Netto Machado. *Diagnóstico e tratamento dos problemas de aprendizagem*. Porto Alegre: Artes Médicas, 1985.

PAMPLONA-MORAES, A. M. *Distúrbios da aprendizagem: uma abordagem psicopedagógica*. São Paulo: Edicon, 1997.

PEIRCE, C. S. *Semiótica*. São Paulo: Perspectiva, 1995.

POSSENTI, S. *Por que (não) ensinar gramática na escola*. Campinas: Mercado de Letras, 1996.

__________. "Sobre as noções de sentido e de efeito de sentido". In: POSSENTI, S. *Os limites do discurso*. Curitiba: Criar Edições, 2002. p. 167-86.

QUIRÓS, J. B.; DELLA CELLA, M. A. *La dislexia en la niñez*. 3. ed. Buenos Aires: Paidós, 1972.

SELIKOWITZ, M. *Dyslexia & other learning difficulties: the facts*. Tradução de Alexandre S. Filho. *Dislexia e outras dificuldades de aprendizagem*. Rio de Janeiro: Revinter, 2001.

SERRANO, J. A. "Orientações psicoafetivas: aspectos psicoafetivos na dislexia". In: HOUT, A. V.; ESTIENNE, F. (orgs.). *Les dyslexies: décrire, évaluer, expliquer, traiter*. Tradução brasileira de Cláudia Schilling. *Dislexias: descrição, avaliação, explicação, tratamento*. Porto Alegre: Artmed, 2001. p. 211-20.

SILVA, A. *Alfabetização: a escrita espontânea*. São Paulo: Contexto, 1991.

SILVA, P. *Farmacologia*. Rio de Janeiro: Guanabara Koogan, 1998.

SKINNER, F. B. *O comportamento verbal*. São Paulo: Cultrix, 1957.

SMITH, L.; CARRIGAN, M. *The nature of reading disability*. Nova York: Brace and Co., 1959.

SMOLKA, A. L. B. *A criança na fase inicial da escrita: alfabetização como processo discursivo*. 9. ed. São Paulo: Cortez, 2000.

SOARES, M. "Letramento e escolarização". In: RIBEIRO, V. M. (org.). *Letramento no Brasil: reflexões a partir do INAF 2001*. São Paulo: Global, 2004. p. 89-113.

STELLING, S. *Dislexia*. Rio de Janeiro: Revinter, 1994.

TARNOPOL, L.; TARNOPOL, M. (orgs.). *Disabilities: an international perspective*. Tradução de Betti Raquel Lerner e Lídia Rosenberg Aratangy. *Distúrbios de leitura: uma perspectiva internacional*. São Paulo: Edart, 1981.

TFOUNI, L. V. "O resgate da identidade: investigação sobre o uso da modalidade escrita por adultos não-alfabetizados". *Cadernos de Estudos Lingüísticos*, Campinas, n. 7, p. 59-75, 1984.

VALLET, R. E. *Dislexia: uma abordagem neuropsicológica para a educação de crianças com graves desordens de leitura*. São Paulo: Manole, 1989.

VELLUTINO, F. R. "Teorias e investigaciones en el estudo de la dislexia en la niñez". In: CONDEMARIN, M. (org.). *Teorías e técnicas para la compreensión del linguaje escrita*. Chile: Universidade Católica do Chile, 1982. p. 77-90.

Vygotsky, L. S. *A formação social da mente*. 2. ed. São Paulo: Martins Fontes, 1991a.

__________ . *Linguagem e pensamento.* São Paulo: Martins Fontes, 1991b.

Weisz, T. “Repensando a prática de alfabetização. As idéias de Emília Ferreiro na sala de aula”. *Cadernos de Pesquisas*, São Paulo, n. 52, p. 115-9, 1995.

A AUTORA

Giselle Massi é fonoaudióloga, doutora pelo Programa de Pós-Graduação em Letras da Universidade Federal do Paraná. Hoje, leciona no curso de graduação em Fonoaudiologia e no mestrado e doutorado em Distúrbios da Comunicação, da Universidade Tuiuti do Paraná. Nessa universidade, coordena o Núcleo de Trabalho: Fonoaudiologia e Linguagem Escrita. Dentre suas produções, destaca-se a participação no livro *Letramento: referências em saúde e educação* (Plexus, 2006).